U0302136

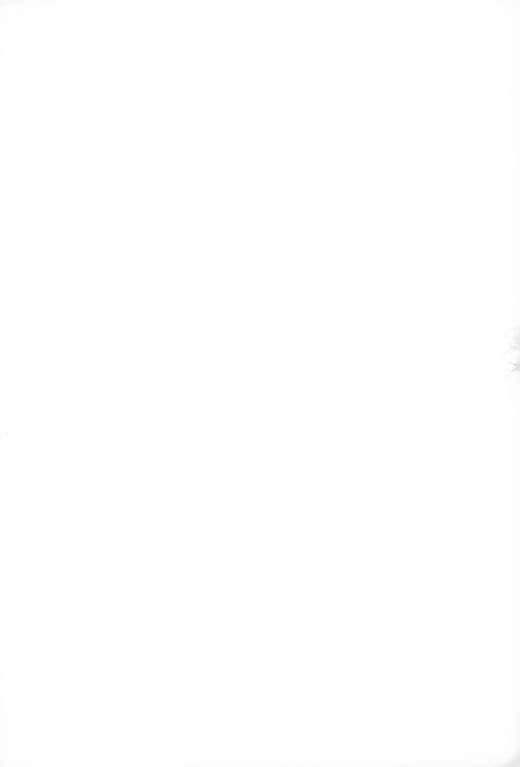

中国医学临床百家

李兰娟 /著

肝衰竭 LIVER FAILURE
新进展

科学技术文献出版社
SCIENTIFIC AND TECHNICAL DOCUMENTATION PRESS
·北京·

图书在版编目（CIP）数据

肝衰竭新进展 / 李兰娟著. —北京：科学技术文献出版社，2016. 10
ISBN 978-7-5189-2036-5

Ⅰ. ①肝… Ⅱ. ①李… Ⅲ. ①肝功能衰竭—诊疗 Ⅳ. ① R575.3

中国版本图书馆 CIP 数据核字（2016）第 250342 号

肝衰竭新进展

策划编辑：张 蓉 责任编辑：李晓晨 责任校对：赵 瑗 责任出版：张志平

出 版 者	科学技术文献出版社
地 址	北京市复兴路15号 邮编 100038
编 务 部	（010）58882938，58882087（传真）
发 行 部	（010）58882868，58882874（传真）
邮 购 部	（010）58882873
官 方 网 址	www.stdp.com.cn
发 行 者	科学技术文献出版社发行 全国各地新华书店经销
印 刷 者	虎彩印艺股份有限公司
版 次	2016 年 10 月第 1 版 2016 年 10 月第 1 次印刷
开 本	880×1230 1/32
字 数	78千
印 张	5.25 彩插4面
书 号	ISBN 978-7-5189-2036-5
定 价	78.00元

序
Foreword

韩启德

  欧洲文艺复兴后，以维萨利发表《人体构造》为标志，现代医学不断发展，特别是从 19 世纪末开始，随着科学技术成果大量应用于医学，现代医学发展日新月异，发生了根本性的变化。

  在过去的一个世纪里，我国现代化进程加快，现代医学也急起直追。但由于启程晚，经济社会发展落后，在相当长的时期里，我国的现代医学远远落后于发达国家。记得 20 世纪 50 年代，我虽然生活在上海这个最发达的城市里，但是母亲做子宫切除术还要到全市最高级的医院才能完成；我患猩红热继发严重风湿性心包炎，只在最严重昏迷时用过一点青霉素。20世纪60~70年代，我从上海第一医学院毕业后到陕西农村基层工作，在很多时候还只能靠"一根针，一把草"治病。但是改革开放仅仅30多年，我国现代医学的发展水平已经接近发达国家。可以说，世界上所有先进的诊疗方法，中国的医生都能做，有的还做得更好。更为可喜的是，近年来我国医学界开始取得越来越多的原创性成果，在某些点上已经处于世界领先地位。中国医生已经不再盲从发达国家的疾病诊疗指南，而能根据我们自己的经验和发现，根据我国自己的实际情况制定临床标准和规范。我们越来越有自己的东西了。

要把我们"自己的东西"扩展开来，要获得越来越多"自己的东西"，就必须加强学术交流。我们一直非常重视与国外的学术交流，第一时间掌握国外学术动向，越来越多地参与国际学术会议，有了"自己的东西"也总是要在国外著名刊物去发表。但与此同时，我们更需要重视国内的学术交流，第一时间把自己的创新成果和可贵的经验传播给国内同行，不仅为加强学术互动，促进学术发展，更为学术成果的推广和应用，推动我国医学事业发展。

我国医学发展很不平衡，经济发达地区与落后地区之间差别巨大，先进医疗技术往往只有在大城市、大医院才能开展。在这种情况下，更需要采取有效方式，把现代医学的最新进展以及我国自己的研究成果和先进经验广泛传播开去。

基于以上考虑，科学技术文献出版社精心策划出版《中国医学临床百家》丛书。每本书涵盖一种或一类疾病，由该疾病领域领军专家撰写，重点介绍学术发展历史和最新研究进展，并提供具体临床实践指导。临床疾病上千种，丛书拟以每年百种以上规模持续出版，高时效性地整体展示我国临床研究和实践的最高水平，不能不说是一个重大和艰难的任务。

我浏览了丛书中已经完稿的几本书，感觉都写得很好，既全面阐述有关疾病的基本知识及其来龙去脉，又介绍疾病的最新进展，包括作者本人及其团队的创新性观点和临床经验，学风严谨，内容深入浅出。相信每一本都保持这样质量的书定会受到医学界的欢迎，成为我国又一项成功的优秀出版工程。

《中国医学临床百家》丛书出版工程的启动，是我国现代医学百年进步的标志，也必将对我国临床医学发展起到积极的推动作用。衷心希望《中国医学临床百家》丛书的出版取得圆满成功！

是为序。

2016 年 5 月

作者简介
Author introduction

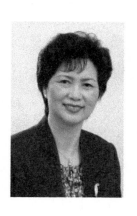

李兰娟，中国工程院院士、浙江大学教授、主任医师、博士生导师。现为传染病诊治国家重点实验室主任，感染性疾病诊治协同创新中心主任。担任教育部科学技术委员会生物与医学学部主任、中华预防医学会副会长、中国工程院医药卫生学部副主任、中国卫生信息协会副会长、中华医学会感染病学分会肝衰竭与人工肝学组组长、全国人工肝培训基地主

任、中国医师协会感染科医师分会主任委员、中华预防医学会微生态学分会主任委员、国际血液净化学会（ISFA）理事、浙江省医学会会长、中华医学会数字医学分会副主任委员、"艾滋病和病毒性肝炎等重大传染病防治"科技重大专项与"十三五"规划技术副总工程师。

李兰娟院士在浙江大学医学院附属第一医院从事传染病临床、科研和教学工作40余年，是我国著名的传染病学专家。擅长各类肝炎、感染性疾病、新发突发传染病的诊治，尤其对肝衰竭、病毒性肝炎、肝病微生态研究有重大的突破性贡献。作为我国人工肝的开拓者，她创建了独特有效的李氏人工肝支持系统，在治疗重型肝炎方面取得了重大突破。她首次提出了感染微生态学理论，从微生态角度来审视感染的发生、发展和结局，为感染防治提供了崭新的思路，还从基因的角度首次揭示了肠道菌群与肝硬化的秘密。

李兰娟院士著述丰富，历年来在国际、国内各类医学杂志上发表论文400余篇，其中在《自然》

（Nature）、《柳叶刀》（The Lancet）、《新英格兰医学杂志》（The New England Journal of Medicine）、《自然通讯》（Nature Communication）等 SCI 收录杂志上发表 200 余篇。主编出版了《人工肝脏》《感染微生态学》和教育部规划教材《传染病学》等 30 余部专著。

李兰娟院士作为第一完成人的"重症肝病诊治的理论创新与技术突破"项目获 2013 年度国家科技进步奖一等奖。"H7N9 禽流感的病原学及临床诊治研究"入选 2013 年中国高校十大科技进展和两院院士评选 2013 年度中国十大科技进展新闻，并于 2015 年获中华医学科技奖一等奖。研究项目"肝硬化中肠道菌群的改变"入选 2014 年中国高校十大科技进展。2014 年荣获"全国杰出专业技术人才"称号、何梁何利基金科学与技术进步奖、"中央电视台 2014 年度科技创新人物"称号。2016 年荣获第十一届光华工程科技奖和第九届谈家桢临床医学奖。

前言
Preface

2006 年以前，病毒性肝炎引起的肝衰竭在中国常被称为"重症肝炎"或"重型肝炎"，当时"肝衰竭"这一术语在国内学术期刊上很少应用，各种研究以及指南也多是从重型肝炎的角度而不是肝衰竭的角度进行的。而在欧美国家，习惯将这些病因不同但具有相似病理生理的过程，统一采用功能诊断"肝衰竭"。

由于我国的"重型肝炎"与国外的"肝衰竭"这两个概念之间不是简单的对等关系，这使得我国的临床医生很难在这一领域进行国际学术交流。2006 年 10 月，中华医学会感染病学分会肝衰竭与人工肝学组、

肝病学分会重型肝病与人工肝学组制定了我国第一部
《肝衰竭诊疗指南》，进一步指导和规范了我国肝衰
竭的临床诊疗。此后，我国的相关研究逐步开始从肝衰
竭角度进行。

目前，肝衰竭的治疗仍是世界性难题，国内外肝
病会议均将此列为重要的讨论议题。通过国内外学
者不断探索，在有些方面已经形成了一致性的意见。
2002 年，中华医学会感染病学分会成立了肝衰竭与人
工肝学组，制定了国际上首部人工肝指南——《人工
肝支持系统治疗的操作指南》；2005 年，美国肝病研
究学会（AASLD）发布了《急性肝衰竭处理的建议》；
2006 年 10 月，中华医学会制定了我国第一部《肝衰
竭诊疗指南》；2009 年，亚太肝脏研究学会 (APASL)
推出了《慢加急性肝衰竭共识》；2013 年，美国肝病
研究学会及欧洲肝病学会 (AASLD ／ EASL) 共同提出
了以多脏器功能衰竭和发病 3 个月内高病死率为核心
的慢加急性肝衰竭定义。上述资料是我们肝衰竭诊治
中重要的参考资料。

我们团队对肝衰竭诊治的研究起步于20世纪80年代，经过30余年的潜心研究，创建了独特有效、具有自主知识产权的李氏人工肝系统（包括李氏非生物人工肝、李氏生物人工肝和李氏混合型人工肝），在实际应用中显著降低了肝衰竭的病死率。研究还发现，肝衰竭患者存在微生态失衡的现象，而益生菌干预有助于改善肝功能，为肝病重症化防治创建了新的理论和策略；团队还应用干细胞移植治疗急性肝衰竭模型（猪）并获得成功。以上的相关研究成果获得国家科技进步二等奖（1998年）和国家科技进步一等奖（2013年）。

"十一五"和"十二五"期间，肝衰竭作为重点研究领域，列入了国家"艾滋病和病毒性肝炎等重大传染病防治"科技重大专项。浙江大学作为牵头单位，率领国内优势单位和科技力量，开展了肝衰竭的发病机制、预后预测和治疗新方案、新技术的研究，取得了显著成绩，为降低肝衰竭的发病率和病死率做出了积极的贡献。

　　本书中的观点是我们团队长期肝衰竭研究工作的总结，以及对国内外肝衰竭研究现状的体会，希望能对专业同道有所帮助，以进一步推动相关研究的开展，从而最终提高我国肝衰竭的诊治水平。如有不妥之处，望同道们批评指正。

　　最后，感谢我的团队，感谢陈春雷、陈佳佳、陈平、郝绍瑞、李君、刘小丽、吴仲文、徐小微、杨芊、章益民、朱丹华（姓名按拼音字母顺序排列）参与本书的编写工作。

李兰娟

目 录
Contents

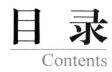

肝衰竭诊断标准在我国从无到有

1. 中国肝衰竭研究 10 年历程

2006 年以前，病毒性肝炎引起的肝衰竭在中国常被称为"重症肝炎"或"重型肝炎"，于 2000 年举行的全国病毒性肝炎会议进一步将重型肝炎分为急性重型肝炎、亚急性重型肝炎和慢性重型肝炎。当时"肝衰竭"这一术语在国内学术期刊上很少应用，各种研究多是从"重型肝炎"的角度而不是"肝衰竭"的角度进行的。但在国外，习惯上对各种不同病因引起严重肝功能损害的患者统一采用功能诊断"肝衰竭"，有"暴发性肝衰竭""超急性肝衰竭""急性肝衰竭"和"亚急性肝衰竭"等诊断名称。国外的这些"肝衰竭"概念与我国的"重型肝炎"概念之间不是简单的对应关系，使得我国的临床医生在这一领域进行国际学术交流时存在较大的障碍，难以分享治疗经验。

为适应临床工作的需要，指导和规范我国肝衰竭的临床诊疗，2006 年 10 月，中华医学会感染病学分会的肝衰竭与人工肝学组和中华医学会肝病学分会的重型肝病与人工肝学组组织国内有关专家，制定了我国第一部《肝衰竭诊疗指南》，从定义、病因、分类、诊断和治疗等方面对肝衰竭进行了系统而精要的阐述，既与国际接轨，又体现中国特色，该指南的制定对此后我国肝衰竭相关研究的进行起到了巨大的推动作用。随着国内外对肝衰竭诊断、治疗、研究的逐渐加深，该指南于 2012 年又进行了更新。

2. 我国肝衰竭的最新分类和诊断标准

肝衰竭（liver failure，LF）的定义为：多种因素引起的严重肝脏损害，导致其合成、解毒、排泄和生物转化等功能发生严重障碍或失代偿，出现以凝血机制障碍、黄疸、肝性脑病、腹水等为主要表现的一组临床症候群。

在我国的《肝衰竭诊疗指南》中，根据病理组织学特征和病情的发展速度，肝衰竭被分为 4 类：急性肝衰竭（acute liver failure，ALF）、亚急性肝衰竭（subacute liver failure，SALF）、慢加急性肝衰竭（acute-on-chronic liver failure，ACLF）和慢性肝衰竭（chronic liver failure，CLF）（表 1）。

（1）急性肝衰竭：急性起病，2 周内出现 II 度及以上肝性脑病（按 IV 度分类法划分）并有以下表现者：①极度乏力，有明显厌食、腹胀、恶心、呕吐等严重的消化道症状；②短期内黄疸进行性加深；③出血倾向明显，血浆凝血酶原活动度（prothrombin time activity，PTA）≤ 40% [国际标准化比值（INR）≥ 1.5]，且排除其他原因；④肝脏进行性缩小。

（2）亚急性肝衰竭：起病较急，2 ～ 26 周出现以下表现者：①极度乏力，有明显的消化道症状；②黄疸迅速加深，血清总胆红素（TBil）大于正常值上限 10 倍或每日上升 ≥ 17.1μmol/L；③伴或不伴肝性脑病；④出血倾向明显，PTA ≤ 40%（INR ≥ 1.5）并排除其他原因者。

（3）慢加急性肝衰竭：在慢性肝病基础上，短期内发生急性或亚急性肝功能失代偿的临床症候群者，表现为：①极度乏力，有明显的消化道症状；②黄疸迅速加深，TBil 大于正常值上限 10 倍或每日上升 ≥ 17.1μmol/L；

③出血倾向，PTA ≤ 40%（INR ≥ 1.5），并排除其他原因者；④失代偿性腹水；⑤伴或不伴有肝性脑病。

（4）慢性肝衰竭：在肝硬化基础上，肝功能进行性减退和失代偿：① TBil 明显升高；②白蛋白明显降低；③出血倾向明显，PTA ≤ 40%（INR ≥ 1.5），并排除其他原因者；④有腹水或门静脉高压等表现；⑤肝性脑病。

表1 肝衰竭的分类

命名	定义
急性肝衰竭	急性起病，无基础肝病史，2周以内出现以Ⅱ度以上肝性脑病为特征的肝衰竭临床表现
亚急性肝衰竭	起病较急，无基础肝病史，2～26周出现肝衰竭的临床表现
慢加急性肝衰竭	在慢性肝病基础上，出现急性肝功能失代偿的临床表现
慢性肝衰竭	在肝硬化基础上，出现慢性肝功能失代偿的临床表现

3. 根据临床表现的严重程度，亚急性肝衰竭和慢加急性肝衰竭可分为早期、中期和晚期

（1）早期：极度乏力，并有明显厌食、呕吐和腹胀等严重的消化道症状；黄疸进行性加深（TBil ≥ 171μmol/L 或每日上升 ≥ 17.1μmol/L）；有出血倾向，30% < PTA ≤ 40%（1.5 ≤ INR < 1.9）；未出现肝性脑病或其他并发症。

（2）中期：在肝衰竭早期的表现基础上，病情进一步

发展，出现以下两条之一者：①出现Ⅱ度以下肝性脑病和 /
或明显腹水、感染。②出血倾向明显（有出血点或瘀斑），
且 20% < PTA ≤ 30%（1.9 ≤ INR < 2.6）。

（3）晚期：在肝衰竭中期的表现基础上，病情进一步
加重，有严重出血倾向（有注射部位瘀斑等），PTA ≤ 20%
（INR ≥ 2.6），并出现以下四条之一者：①肝肾综合征；②上
消化道大出血；③严重感染；④Ⅱ度以上肝性脑病。

考虑到一旦发生肝衰竭，治疗极其困难，病死率高，
故对于出现以下肝衰竭前期临床特征的患者，就应高度
重视，进行积极处理：①极度乏力，并有明显厌食、呕吐
和腹胀等严重的消化道症状；②黄疸升高（51μmol/L ≤
TBil ≤ 171μmol/L），且每日上升 ≥ 17.1μmol/L；③有出血
倾向，40% < PTA ≤ 50%（1.5 < INR ≤ 1.6）。

4. 作为一种功能性诊断，肝衰竭的临床诊断应包括病因、临床类型和分期

肝衰竭不是一个独立的临床疾病，而是一种功能性诊
断。在临床实际应用中，完整的诊断应包括病因、临床类
型及分期，建议按照以下格式书写，例如：

（1）药物性肝炎

急性肝衰竭

（2）病毒性肝炎，急性，戊型

亚急性肝衰竭（中期）

（3）病毒性肝炎，慢性，乙型

慢加急性（亚急性）肝衰竭（早期）

5. 各国对肝衰竭的分类、诊断标准等问题尚存在不同认识

肝衰竭涉及多个学科，各国肝衰竭的病因组成差异显著，而不同原因引起的肝衰竭的临床特点、预后不同，因此，自有肝衰竭相关概念的半个世纪以来，各国学者对肝衰竭的分类、诊断标准、治疗等各个领域均存在着不同观点，当然，随着各国学术观点的反复碰撞、交流，这些分歧正在缩小。

参考文献

1. 中华医学会感染病学分会肝衰竭与人工肝学组，中华医学会肝病学分会重型肝病与人工肝学组．肝衰竭诊疗指南．中华肝脏病杂志，2006，14（9）：643-646.

2. 中华医学会感染病学分会肝衰竭与人工肝学组，中华医学会肝病学分会重型肝病与人工肝学组．肝衰竭诊治指南（2012 年版）．中华临床感染病杂志，2012，5（6）：321-327.

3. Lee WM, Stravitz RT, Larson AM.Introduction to the revised American association for the study of liver diseases position paper on acute liver failure 2011. Hepatology, 2012, 55 (3): 965-967.

4. Sugawara K, Nakayama N, Mochida S.Acute liver failure in Japan:definition,classification,and prediction of the outcome.J Gastroenterol, 2012, 47 (8): 849–861.

5. Bernal W, Jalan R, Quaglia A, et al.Acute-on-chronic liver failure. The Lancet, 2015, 386 (10003): 1576–1587.

急性肝衰竭的概念演变及诊断标准存在国内外的差异

6. 国际上，急性肝衰竭相关概念的演变

1970 年，Trey C 和 Davidson CS 首先提出"暴发性肝衰竭（fulminant hepatic failure，FHF）"的概念，认为这是一种由严重肝功能受损、大块肝坏死引起的临床症候群。特点是患者既往没有肝病史，在出现首发症状后的 8 周内，出现进行性加重的黄疸、肝性脑病和肝萎缩。

此后，Gimson AE 等在 1986 年提出了"迟发性肝衰

竭"；在 1993 年，O′Grady 等提出了"超急性肝衰竭""急性肝衰竭"和"亚急性肝衰竭"（详见表 2）。值得注意的是：在 O′Grady 的"急性肝衰竭"和 Bernaun J 的"暴发性肝衰竭"概念里，包括了预先存在无症状的慢性肝病患者，而在 Trey 和 Davidson 的"暴发性肝衰竭"概念里则将这种情况排除在本诊断之外。

表 2 20 世纪，急性肝衰竭相关概念介绍

作者（年代）	命名	肝性脑病出现的时间
Trey C，Davidson CS（1970）	暴发性肝衰竭	首发症状后的 8 周内
Gimson AE 等（1986）	迟发性肝衰竭	首发症状后的 8～24 周内
Bernaun J（1986）	暴发性肝衰竭	黄疸后的 2 周内
	亚暴发性肝衰竭	黄疸后的 2～12 周内
O′Grady（1993）	超急性肝衰竭	黄疸后的 8 天内
	急性肝衰竭	黄疸后的 8～28 天内
	亚急性肝衰竭	黄疸后的 4～24 周内
IASL（1999）	急性肝衰竭	首发症状后的 4 周内
	亚急性肝衰竭	首发症状后的 5～24 周内

针对急性肝衰竭存在的多种命名、易混淆的情况，1999 年，国际肝病研究协会（International Association for the Study of the Liver，IASL）提出了以下建议：①由于对一些人群，尤其是黑色皮肤的人群，黄疸出现的确切时间往往难以判断，建议统一以首发症状出现的时间作为疾病的起点。②急性肝衰竭是指起病首发症状出现后的 4 周内出现的肝衰竭，以肝性脑病为主要特征；亚急性肝衰竭是指首发症状出现后的 5 ～ 24 周出现的肝衰竭，以腹水或肝性脑病为主要特征。③强调既往无慢性肝病病史，但以下情况例外：Wilson 病，先前有肝病史并重叠发生药物、毒物或病毒性肝炎。④除了肝性脑病外，实验室指标如凝血酶原时间、V 因子也是肝衰竭诊断和预后的早期、可靠指标。

7. 各国的急性肝衰竭诊断标准存在一定差异

进入 21 世纪后，对原来无肝病、在肝脏受损后短时间内发生严重临床症候群者，临床上越来越多地采用"急性肝衰竭"这个术语。然而，各国在具体的诊断标准上依然存在差异。

在美国肝病研究学会（AASLD）的《急性肝衰竭处理》上，将急性肝衰竭定义为：在没有肝硬化的情况下，26 周以内出现凝血功能异常（INR ≥ 1.5）和不同程度的意识障碍（脑病）。Wilson 病（肝豆状核变性）患者、垂直获得性乙型肝炎病毒（HBV）感染者或自身免疫性肝炎的患者尽管存在肝硬化的可能，但如果被诊断时间小于 26 周，也可包括在急性肝衰竭中。

而根据我国《肝衰竭诊治指南（2012 年版）》，急性肝衰竭的诊断标准如下：急性起病，2 周内出现 II 度及以上肝性脑病（按IV度分类法划分）并有以下表现者：①极度乏力，有明显厌食、腹胀、恶心、呕吐等严重的消化道症状；②短期内黄疸进行性加深；③出血倾向明显，血浆凝血酶原活动度（PTA）≤ 40% 或国际标准化比值（INR）≥ 1.5，且排除其他原因；④肝脏进行性缩小。显然，我国在肝衰竭的诊断中更强调疾病的整个发展过程，因此，根据我国的标准，既往有 HBV 病毒携带的患者此次发生肝衰竭不能诊断为急性肝衰竭，而应诊断为慢加急性肝衰竭。

如上所述，在中国、亚洲其他国家、欧洲各国和美国，急性肝衰竭的具体诊断标准存在一定的差异。因此，我们在做研究、写论文时，需要列出具体采用的是哪个急性肝衰竭的诊断标准。

参考文献

1. Tandon BN, Bemauau J, O′Grady J, et a1. Recommendations of the international association for the study of the liver subcommittee on nomenclature of acute and subacute liver failure. J Gastroenterol Hepatol, 1999, 14 (5): 403-404.

2. Lee WM, Stravitz RT, Larson AM. Introduction to the revised American Association for the Study of Liver Diseases Position Paper on acute liver failure 2011. Hepatology, 2012, 55 (3): 965-967.

3. 中华医学会感染病学分会肝衰竭与人工肝学组，中华医学会肝病学分会重型肝病与人工肝学组. 肝衰竭诊治指南（2012 年版）. 中华临床感染病杂志，2012, 5 (6): 321-327.

4. Sugawara K, Nakayama N, Mochida S.Acute liver failure in Japan: definition, classification, and prediction of the outcome. J Gastroenterol, 2012, 47 (8): 849-861.

对慢加急性肝衰竭的诊断标准，
各国始终存在争议

慢加急性肝衰竭（ACLF）的概念最早在 1995 年由 Ohnishi 等提出，用以描述在慢性肝病基础上出现急性肝损伤的一组症候群。作为一个独立的综合征，ACLF 应具有明确的临床、实验室检查及病理生理学特征，并与急性肝衰竭和失代偿期肝硬化区分开来。然而，由于研究结果不尽相同，各国对 ACLF 的诊断标准始终存在争议。

8. 目前主要有 4 种慢加急性肝衰竭诊断标准

（1）根据我国 2006 年的《肝衰竭诊疗指南》和 2012 年的《肝衰竭诊治指南》，慢加急性肝衰竭的诊断标准如下：在慢性肝病的基础上，短期内发生急性或亚急性肝功能失代偿的临床症候群，表现为：①极度乏力，有明显的消化道症状；②黄疸迅速加深，TBil 大于正常值上限 10 倍或每日上升 ≥ 17.1μmol/L；③有出血倾向，PTA ≤ 40%（INR ≥ 1.5），并排除其他原因者；④失代偿性腹水；⑤伴或不伴有肝性脑病。

（2）2008 年，亚太肝病学会（APASL）推出了慢加急性肝衰竭共识，在总结分析来自亚太地区 ACLF 患者回顾性和前瞻性数据的基础上，又在 2014 年更新了 ACLF 共识，其定义如下：在已知或尚未被发现的慢性肝病基础上出现急性肝脏损害，表现为黄疸（TBil ≥ 85 μmol/L）和凝血功能障碍（INR ≥ 1.5 或 PTA ≤ 40%），在发病 4 周内并发腹水和 / 或肝性脑病。

（3）2013 年，学界提出了以多脏器功能衰竭和发病 3 个月内高病死率为核心的慢加急性肝衰竭定义：肝硬化患者（包括失代偿期肝硬化），在急性因素（酒精、药物、嗜肝病毒感染、脓毒血症、曲张静脉出血等）作用下出现急性失代偿（acute decompensation，AD），出现肝功能的恶化和／或肾衰竭和／或其他脏器衰竭；根据脏器衰竭的数目不同进一步可分为Ⅰ级（肾脏衰竭或其他单脏器衰竭合并肾脏损害）、Ⅱ级（2个脏器衰竭）、Ⅲ级（3个或3个以上脏器衰竭）。支持该定义的证据来自一个欧洲的多中心、前瞻、随机、对照的CANONIC研究，该研究入组了1343例肝硬化患者，具体研究流程见图1，结果表明符合本定义的ACLF患者的病死率显著高于肝硬化急性失代偿，从而证明ACLF是一种不同于肝硬化急性失代偿的独特病种。

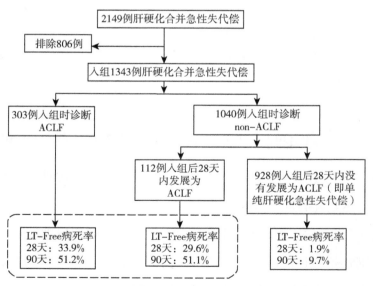

图1 CANONIC研究的筛选、分组流程图和患者的病死率

（4）2014年，世界胃肠病代表大会（world congress of

gastroenterology，WCOG）对 ACLF 定义为：慢性肝病患者（不管既往是否被诊断过肝硬化）在急性因素作用下，出现肝功能失代偿、肝功能衰竭（表现为黄疸和 INR 延长）以及 1 个或 1 个以上的肝外器官衰竭，导致起病 28 天内或至多 3 个月内病死率显著增加的临床症候群。根据慢性肝病基础的不同，将 ACLF 进一步分为 A、B、C 三种类型。

A 型：也称为非肝硬化性慢加急性肝衰竭，可根据其组织病理学上具有明显肝纤维化的特点而与急性肝衰竭进行区分。

B 型：发生于代偿期肝硬化的患者，在感染、手术或急性酒精性肝炎等打击下出现肝功能恶化。

C 型：诱因与 B 型相同，但发生于已有失代偿期表现的肝硬化患者。

9. 我国对慢性肝病基础范围的阐述有待发展

在我国的肝衰竭指南中，没有就"慢性肝病基础"的具体状况的进一步阐述。

2014 年亚太肝病学会指南认为：①常见的慢性肝病基础包括酒精性肝病、乙型肝炎、丙型肝炎、非酒精性脂肪性肝病（nonalcoholic fatty liver disease，NAFLD）相关的慢性肝病或肝脏硬化。②慢性肝炎和／或明显的肝纤维化（未达到肝硬化程度）应该被作为 ACLF 的慢性肝脏疾病基础。③ NAFLD（相关慢性肝损伤）、非酒精性脂肪性肝炎（non-alcoholic steatohepatitis，NASH），如果有显著纤维化，应该被作为 ACLF 的慢性肝脏疾病基础。④以前就存在失代偿表现如黄疸、肝性脑病、腹水的患者应该被排除在本病以外。

欧洲肝病学会则将慢性肝病基础定义为肝硬化，包括失代偿期肝硬化。

世界胃肠病代表大会则认为慢性肝病基础包括：代偿期和失代偿期肝硬化患者以及具有慢性肝病但尚未发生肝硬化的患者，如慢性乙型病毒性肝炎患者在病毒复制激活时或同时合并其他嗜肝病毒感染（甲肝病毒或戊肝病毒）时可发生 ACLF，同时建议根据慢性肝病基础的不同，分为 A、B、C 三种类型。

10. 欧洲与亚太地区对慢加急性肝衰竭临床表现的描述存在差异

关于 ACLF 的临床表现，中国和亚太肝病学会强调肝脏本身的功能衰竭的表现，如黄疸、凝血功能障碍、腹水、肝性脑病等。例如，我国的慢加急性肝衰竭诊断标准

为：TBil 大于正常值上限 10 倍或每日上升 ≥ 17.1μmol/L、
PTA ≤ 40%（INR ≥ 1.5）。EASL 的 ACLF 诊断标准中未
涉及具体的胆红素水平要求，强调的是多器官功能衰竭，
即使没有肝功能衰竭，只要存在 1 个器官功能衰竭并符合
其他条件，也被诊断为 ACLF。

此差异的产生原因，与东西方对慢性肝病基础的规定
不同、急性肝损伤病因不同有关。在亚太地区，ACLF 的
病因多为慢性乙型肝炎急性发作以及在慢性肝病基础上
（未必有肝硬化）重叠急性甲型、戊型肝炎或药物性肝损伤
等，随着肝脏病情进展，产生免疫紊乱，才逐渐出现感染、
其他器官功能衰竭等并发症。而在欧洲地区，ACLF 主要
发生于肝硬化急性失代偿患者，通常由于非病毒性损伤因
素引起，如感染，继而发生全身炎症反应，产生多器官功
能衰竭（multiple organ failure，MOF）。也有研究者认为：
中国和亚太肝病学会的 ACLF 诊断标准针对的是疾病初发
反应阶段——肝功能衰竭；而欧洲的 ACLF 诊断标准针对
疾病终末期——MOF 阶段。

ACLF 概念的提出，至今已有 20 多年的时间，各国的
临床诊断标准逐步推出，并进而产生东西方观点的碰撞。
今后，随着交流的密切和研究的深入，必将有助于进一步
找出各类病因引起 ACLF 的共性，并据此对其进行统一

的定义，从而制定相应的诊断标准。因此，可以预见，对于 ACLF 的研究还大有可为，必将会有新的重要成果陆续出现。

参考文献

1. 中华医学会感染病学分会肝衰竭与人工肝学组，中华医学会肝病学分会重型肝病与人工肝学组 . 肝衰竭诊治指南（2012 年版）. 中华临床感染病杂志，2012，5（6）：321-327.

2. Sarin SK，Kedarisetty CK，Abbas Z，et al.Acute-on-chronic liver failure: consensus recommendations of the Asian pacific association for the study of the liver（APASL）. Hepatol Int，2014，8（4）：453-471.

3. Moreau R，Jalan R，Gines P，et al. Acute-on-chronic liver failure is a distinct syndrome that develops in patients with acute decompensation of cirrhosis. Gastroenterology，2013，144（7）：1426-1437.

4. Jalan R，Yurdaydin C，Bajaj JS，et al，and the World Gastroenterology Organization Working Party. Toward an improved definition of acute-on-chronic liver failure. Gastroenterology，2014，147：4-10.

5. Bernal W，Jalan R，Quaglia A，et al.Acute-on-chronic liver failure. The Lancet，2015，386（10003）：1576–1587.

中国肝衰竭的主要病因是乙型病毒性肝炎

　　不同类型肝衰竭的主要病因不同，不同国家和地区的同一类型的肝衰竭的主要病因也不相同。在美国、英国等西方国家，急性、亚急性肝衰竭以药物性为主，酒精性肝损害常引起慢性或慢加急性肝衰竭；而在我国肝衰竭的首要病因是肝炎病毒，其中主要是乙型肝炎病毒（HBV），其次是药物及肝毒性物质（如乙醇、化学制剂等）。

　　根据不同病因，肝衰竭有感染性与非感染性之分。感染性肝衰竭又以具有传染性的嗜肝病毒感染为主，感染甲、乙、丙、丁、戊型肝炎病毒可导致相应的病毒性肝炎，均可表现为急性肝炎，但甲、戊型不转为慢性，其余三型易转为慢性。甲型肝炎在卫生条件比较差的国家，比如印度以及非洲一些国家依然有暴发；在工业化国家，青少年及儿童的感染率较以前明显降低。乙型、丙型、丁型肝炎主要通过母婴、血液、体液等肠道外途径传播，其中以血液途径最为多见；非感染性肝衰竭则包括先天、代谢性肝病和后天获得性肝病，如自身免疫性肝病、妊娠、过度疲劳、精神刺激、饮酒、应用肝损药物、其他疾病的并发症（如甲状腺功能亢进、糖尿病）。

11. 我国感染性病因中以乙型肝炎病毒为主

我国仍属于乙型肝炎的中高流行区，根据卫生部 2008 年公布的全国流行病学调查报告显示，我国现有慢性 HBV 感染者约 9300 万人，其中慢性乙型肝炎患者约 2000 万例。我国肝硬化和肝细胞癌患者中，由 HBV 感染引起的比例分别为 60% 和 80%。

HBV 主要经血（如不安全注射等）、母婴及性接触传播，不经呼吸道和消化道传播。目前，经输血或血液制品引起的 HBV 感染已较少发生，随着乙型肝炎疫苗联合乙型肝炎免疫球蛋白（HBIG）的应用，母婴传播也已大为减少。经破损的皮肤或黏膜传播主要是由于使用未经严格消毒的医疗器械和侵入性诊疗操作所致，如不安全注射，特别是注射毒品等。

在发病机制上，有众多证据显示宿主遗传背景在乙型肝炎重症化过程中具有重要作用。宿主免疫在肝衰竭发病中的作用也已被广泛认可。病毒因素方面，研究表明细胞内过度表达的乙肝表面抗原（hepatitis B surface antigen，HBsAg）可导致肝细胞损伤及功能衰竭。HBV 的 X 蛋白也可引起肝脏损伤，在感染早期，X 蛋白使肝细胞对 TNF-α 等炎性介质更敏感而诱导细胞凋亡，这可能与重型乙型肝炎发病有关。此外，HBV 基因变异可引起细胞坏死，导致严重的肝脏损害。

与 HBV 相关的肝衰竭的发病人群以男性、青壮年为主，且呈上升趋势。这可能与男性更容易发生重型肝炎有关，也可能与饮酒因素有关。职业以农民、工人所占比例为最多。临床表现以乏力、食欲减退和腹胀为主。

随着 HBV 相关肝衰竭的分型发展及其演变，在我国，因抗病毒治疗有效阻断了慢性乙型肝炎的重症化过程，急性肝衰竭和亚急性肝衰竭呈减少趋势；因现有的慢性肝病患者常因各种诱因（重叠其他嗜肝病毒感染、饮酒、劳累、合并其他感染等）发生急、慢性肝失代偿，慢加急性肝衰竭和慢性肝衰竭呈增加趋势。

除了肝炎病毒，巨细胞病毒、EB病毒、单纯疱疹病毒、水痘－带状疱疹病毒、肠道病毒、腺病毒、其他呼吸道病毒等病毒以及各类细菌和寄生虫，特别是华支睾吸虫（肝吸虫）的感染也可导致肝功能受损甚至肝衰竭。

12. 我国非感染性病因，如药物性肝损伤近年来呈上升趋势

在我国，药物性肝损伤是仅次于嗜肝病毒造成肝衰竭的另一大主要原因。大部分药物性肝损伤预后较好，但也有部分患者因肝脏呈暴发性坏死，形成肝衰竭，预后极差，而日益受到重视。易引起肝脏损伤的中药可分为植物类、动物类、矿物类以及中成药等。慢性病治疗药物长期服用也可能造成肝功能受损，若缺乏定期肝功能检测甚至可能出现肝衰竭。常见的包括降压药、降糖药、抗菌药、抗结核药、解热镇痛药、抗肿瘤药、激素类用药、镇静剂、抗精神病药、心脑血管用药等。药物性肝衰竭多属急性或亚急性，其中亚急性约占80%，慢加急性少见。某些食物中毒也可导致急性肝衰竭，如毒蕈。除药物外，日常生活（如装修建材中往往存在着甲醛、苯等有毒物质）和部分职业接触有毒物质也可导致肝衰竭。

酒精性肝病是由于长期饮酒（时间超过5年，乙醇摄

入量：男性＞40g/d，女性＞20g/d）或短时间内大量摄入酒精、乙醇及其衍生物乙醛，使肝细胞造成反复的脂肪变性、坏死和再生，最终形成中毒性肝损害。此外，酒精还能促进部分肝脏疾病如病毒性肝炎、非酒精性脂肪肝或遗传性肝病的快速进展，导致肝细胞纤维化以及合成功能衰竭。酒精性肝病是西方发达国家肝硬化的主要病因，在我国也呈上升趋势。

此外，自身免疫性肝病是一种特殊的慢性肝病，严重时亦可导致肝衰竭。自身免疫性肝病包括自身免疫性肝炎、原发性胆汁性肝硬化及原发性硬化性胆管炎。自身免疫性肝炎多发于女性，大多数患者表现为慢性肝炎，30%的患者就诊时即出现肝硬化，部分患者呈急性起病，甚至呈暴发性起病。患者可合并其他自身免疫性疾病，如类风湿性关节炎、甲状腺炎、溃疡性结肠炎、1型糖尿病等。原发性胆汁性肝硬化是一种慢性的缓慢进展的自身免疫性肝病，同样多发于女性。目前认为遗传易感性个体在环境因素的诱导下容易诱发该病。该病以肝内胆汁淤积，出现抗线粒体抗体以及主要以T淋巴细胞介导的肝内小胆管损害为主要特征。原发性硬化性胆管炎是一种特发的胆汁淤积性肝胆疾病，多见于中青年男性，以慢性炎症、进展性纤维化以及大中肝外胆管和（或）肝内胆管狭窄为主要特征，常伴溃疡性结肠炎，临床表现以乏力、皮肤瘙痒、体重下降及右上腹疼痛为主。

除了以上因素以外，各类遗传和代谢性疾病也能引起肝衰竭。常见的如肝豆状核变性、妊娠急性脂肪肝、非酒精性脂肪肝、遗传性血色病、肝淀粉样变、卟啉病、α_1- 抗胰蛋白酶缺乏症、瑞氏综合征等。

最后，肿瘤、长期营养不良、布加综合征、外伤、手术、放化疗等因素均可导致肝衰竭。

参考文献

1. 李兰娟，任红. 传染病学. 8 版 [M]. 北京：人民卫生出版社，2013：29.

2. Wang FS, Fan JG, Zhang Z, et al. The global burden of liver disease: the major impact of China. Hepatology, 2014, 60：2099-2108.

3. Guidelines for the prevention, care and treatment of persons with chronic hepatitis B infection. Geneva: World Health Organization, 2015.

4. Torok NJ. Update on Alcoholic Hepatitis. Biomolecules, 2015, 5 (4)：2978-2986.

5. 李兰娟. 人工肝脏：2 版 [M]. 杭州：浙江大学出版社，2012:79.

6. Marchioni Beery RM, Vaziri H, Forouhar F. Primary biliary cirrhosis and primary sclerosing cholangitis: a review featuring a women's health perspective. Journal of clinical and translational hepatology, 2015, 2 (4)：266-284.

肝衰竭患者的肠道微生态失衡现象及其发生机制值得探索

　　人体肠道内定植着数目庞大（10^{14}）、结构复杂（超过 1000 种细菌）的微生物群落（约 1.5kg）。肠道菌群在和宿主共生并共同进化的过程中，在调节宿主的消化吸收、免疫反应、代谢等方面发挥了重要作用，已作为人体最重要的微生态系统日益受到重视。2007 年，欧盟及美国国立卫生研究院分别成立了人类肠道微生物宏基因组学（metagenomics of human intestinal tract，MetaHIT）、人类微生物菌群项目（human microbiome project，HMP），研究人体肠道、体表等微生物的构成及其与疾病的关系。2010 年

3 月，MetaHIT 组织运用 illumina 高通量测序技术完成了对 124 名欧洲个体的肠道菌群样本的宏基因组学分析，产生了 576.7Gb 的数据量，完成了 3 300 000 微生物基因的序列组装拼接和功能注释。

肝脏与肠道微生态不但在解剖位置上，而且在功能上都具有密切的联系。100 多年前，Pavlov 在研究中发现肝脏具有清除肠源性毒素的功能。目前的研究认为，在正常情况下，肝脏可清除来自肠道的包括内毒素、氨、吲哚、酚类、短链脂肪酸（$C_4 \sim C_6$）、假性神经递质前体等各种毒素，还能清除肠源性细菌、真菌等原因菌。当肝脏功能受到严重损伤时，肠道微生态可发生显著的变化，肠道屏障功能受损，肠道细菌及其各种代谢产物通过细菌易位途径大量进入肠外器官（包括血液）等部位，产生内毒素血症、腹腔感染、脓毒血症等。同时，炎症刺激物过度激活机体免疫系统，可引起异常的免疫反应，导致全身性炎症反应综合征，甚至多器官功能衰竭，如胃肠功能不全或衰竭等。内毒素血症、胃肠功能不全、衰竭等又可加重肠道微生态的失衡，加重肝脏的损伤，形成恶性循环。此外，悉生动物研究发现肠道菌群、内毒素对肝脏库普弗细胞（kupffer cell）数量的增加及功能的完善有重要的作用。因此，肝脏不但与肠道微生态密切相关，而且在维持人体整体生态平衡中具有重要作用。

13. 肝脏与肠道微生态关系密切

（1）肝脏细胞功能与肠道微生态：肝脏是人体最大的腺器官，组成肝脏的细胞主要为肝细胞，又称肝实质细胞，占肝脏体积及数量的 80%，属高度分化的细胞。其他肝脏细胞为肝脏非实质细胞，包括库普弗细胞、肝星状细胞、内皮细胞、隐窝细胞等。肝脏功能的发挥依赖于肝脏实质细胞与非实质细胞，并与肠道微生态有密切的联系。

①肝细胞：就目前的研究而言，肝细胞凝血因子的合成与肠道微生态有密切联系，维生素 K 是维持正常凝血因子 Ⅱ、凝血因子 Ⅶ、凝血因子 Ⅸ、凝血因子 Ⅹ 水平不可缺少的物质。肝脏最初合成的是上述这些蛋白质因子的无活性前体蛋白，要转变为具有生物活性的凝血因子，其前体蛋白中的谷氨酸残基，必须进行翻译后的加工修饰，形成 γ－羧谷氨酸，而此过程由需特异的依赖于维生素 K 的羧化酶参与。一般而言，人体所需的维生素 K 主要由自身的肠道细菌合成，或来自食用的绿叶植物。悉生动物研究表明，若不给无菌动物投与维生素 K，则可发生严重的凝血异常。当联合给予可合成维生素 K 的肠道菌群后，则可明显改善维生素 K 缺乏症。同时临床研究也表明，应用广谱

抗生素清除肠道菌群后可发生维生素 K 缺乏，导致出血。新生儿的出血性疾病则常与其肠道无细菌、不能合成维生素 K 有关。

肠道菌群如双歧杆菌还可产生维生素 B_1、维生素 B_2、维生素 B_6、烟酸等，参与肝细胞的蛋白质代谢。双歧杆菌等乳酸菌的酸性代谢产物如乙酸、丁酸等通过肝脏的转化作用参与宿主机体的能量代谢。同时肠道有益菌通过其酸性代谢产物还可降低肠道内氨的产生，并可利用氨作为氮源，减轻肝脏的解毒负荷，这对于肝功能受损的患者尤其有意义。

肝细胞对肠源性有害物质具有解毒作用。肠道菌群中的腐败菌如类杆菌、韦荣球菌、梭菌、大肠杆菌等可将未吸收进入大肠的蛋白质腐败，生成诸如组胺、尸胺、腐胺、酪胺等胺类物质，还可产生苯酚、吲哚、甲基吲哚、硫化氢和氨等有毒、有害物质，这些物质大部分随粪便排出体外，但有少量被吸收，经门静脉入肝脏，因肝脏的解毒作用，不会引起机体中毒。当肝脏功能异常，不能完全解毒或门静脉高压时，有毒物质可直接进入体循环，引起机体中毒。这在急、慢性肝衰竭的情况下表现得十分明显。

②库普弗细胞：肝脏库普弗细胞占人体单核－巨噬细胞系统总量的 80%，具有强大的吞噬功能，在肝脏清除包括来自肠道微生态系统的内毒素、细菌、真菌方面具有极

其重要的作用。库普弗细胞功能发挥正常与否与肠道微生态有密切的关系。首先库普弗细胞数量的提高及其功能的发挥依赖于肠道微生态。悉生动物学研究表明，无菌肝脏库普弗细胞数量较普通大鼠少，如果将无菌大鼠肝脏的库普弗细胞与肝实质细胞放在共同培养系统中，库普弗细胞对内毒素不产生反应。如通过肠道将内毒素或细菌与无菌大鼠接触后，肝脏库普弗细胞数量可上升到正常值水平，且在库普弗细胞与肝实质细胞的共同培养系统中，库普弗细胞可对内毒素产生反应，而且用大肠埃希菌致使肠道细菌过生长2天，则可明显激活库普弗细胞，并可显著增加库普弗细胞对内毒素的敏感性。

（2）肝脏血液供应与肠道微生态：肝脏有双重供血系统，血流量为1200～1400ml/min，25%来自肝动脉，75%来自门静脉。门静脉由肠系膜上静脉和脾静脉汇合而成。门静脉主要收集小肠、大肠（直肠下部除外）、胰、脾、胆囊、胃、食管下段等腹腔不成对脏器的静脉血入肝。门静脉血富含各种自肠道吸收的营养物质，同时也含有来自肠道细菌产生的各种代谢产物，乃至肠道细菌。

内毒素对肠道血管有很大的影响。动物研究发现静脉注射内毒素后，肠道血液供应明显下降，以近端小肠表现最为明显。可通过黄嘌呤氧化酶作用、氧自由基的产生等引起肠道缺血再灌注损伤，导致肠黏膜上皮细胞的坏死。同时还可伴随肠道细菌过度生长，肠道细菌、内毒素易位。

临床研究发现，30%～50%的肝硬化患者存在高动力循环状态，伴有血浆内毒素、肿瘤坏死因子及一氧化氮的显著升高，并且内毒素水平与肿瘤坏死因子和一氧化氮都存在明显的相关性，说明内毒素通过一氧化氮在高动力循环中起着重要的作用。同时高动力循环、门静脉高压还可导致肠道瘀血、肠壁水肿，对肠道微生态产生影响。

可以这样认为，门静脉系统是构筑肝脏与肠道微生态之间关系的桥梁，将肝脏与肠道微生态密切地联系起来。

（3）肠肝循环与肠道微生态：胆汁酸、尿素、激素、药物等物质可进行肠肝循环，肠道菌群在肠肝循环中起重要作用。进入肠道的初级胆汁酸约有25%经过肠道厌氧菌群（类杆菌、乳酸菌、梭菌等）的脱结合作用和7－脱羟基反应，转变为次级胆汁酸、脱氧胆酸和石胆酸。次级胆汁酸有1/3～1/2可重吸收，在肝内与甘氨酸或牛磺酸结合，再分泌入胆汁排入小肠进行肠肝循环。

肠道微生态平衡与否，在维持胆汁酸肠肝循环中起重要作用，肠道微生态失衡可引起胆汁酸代谢异常。如在小肠内细菌过生长时，肠道内的细菌可使结合型的胆汁酸提前脱结合，产生大量游离的胆汁酸，当肠腔结合胆汁酸浓度低于正常的混合微粒形成的需要时，可发生脂肪泻。据研究，脂肪泻还与脱结合胆汁酸对肠黏膜产生的毒性作用有关。

14. 胃肠道微生态失衡在肝衰竭的发生与发展中起重要作用

肝脏与胃肠道解剖关系甚为密切，共同组成一个消化系统整体。在病理状态下，消化系统各器官之间常相互影响或互为因果。肝脏发生疾病时患者常伴有消化道症状，如食欲下降、恶心、呕吐等胃肠道症状。肝硬化、肝衰竭患者易发生胃肠道微生态失衡、胃肠道感染，出现腹泻，也可便秘，甚至消化道出血及胃肠功能衰竭等。反过来，胃肠道异常又可通过微生态失衡而加剧肝病，形成恶性循环。

肠道微生态失衡，肠道定植抗力下降及肠道屏障功能受损是其肠道内毒素易位、血内毒素升高、内毒素血症形成的原因之一。由内毒素及内毒素启动的细胞因子（TNF-α、IL-1、IL-6 等）形成的瀑布样反应是肝细胞坏死的主要原因之一。此外，内毒素还可通过血栓素、血小板活化因子、白三烯、反应氧中间物、一氧化氮等物质引起肝血窦内皮细胞损伤，微血栓形成、肝内微循环障碍，可引起肝细胞坏死。用益生菌双歧杆菌制剂及益生元乳梨醇可有效降低慢性肝病患者血内毒素的水平。我们在前述研究的基础上，提出了肠道微生态失衡在慢性肝病重型化过程中起重要作用的观点。

我们研究后发现肝衰竭大鼠的胃、空肠、回肠存在结肠型细菌，并有细菌过度生长、肠管扩张、肠壁变薄等肠道微生态失衡的表现。在急性肝损伤大鼠模型中，肠道菌群改变可以影响肝损伤的严重程度。口服益生菌以及庆大霉素能够明显减轻肝损伤，减低脏器的细菌异位以及血清细胞因子水平（TNF-α、IL-6、IL-10 和 IL-12）；另外，内毒素水平也会出现轻度减低。口服肠炎沙门菌则能增加机体的炎症反应水平。

肝缺血－再灌注大鼠模型研究表明：急性门静脉高压症大鼠回肠末段肠道菌群发生改变，主要表现在双歧杆菌、乳酸杆菌显著减少，而肠球菌显著增加，肠杆菌亦有增加的趋势。且细菌易位至肠系膜淋巴结、肝、脾等处的发生率亦有增加的趋势，尤其是易位至远离肠道的肾脏的发生率增加得更为明显。肝缺血－再灌注－急性门静脉高压症不仅使肠道黏膜机械屏障受损，还由于肠道厌氧菌的减少使肠道的菌膜屏障受损，进而增加了肠道细菌易位及肠源性内毒素血症的发生。

慢性活动性肝炎患者及肝硬化患者常有腹泻，且腹泻的发生率与肝功能恶化程度相关。肝衰竭患者易便秘、腹胀。这些实际上是肝病患者胃肠道微生态失衡的临床表现。

肠道定植抗力指肠道内以双歧杆菌为代表的专性厌氧菌，抑制肠道内兼性厌氧菌（包括肠道内的潜在致病菌及经饮食摄入的过路菌）过度生长、繁殖的能力。肠道定植抗力可视为肠道抑制感染的抵抗力。我们的研究认为双歧杆菌与肠杆菌科细菌数量的比值（B/E 值）可作为肠道定植抗力的指标。研究发现，肝衰竭、慢性肝炎患者，肠道定植抗力水平显著下降，其下降程度与肝病严重程度，并与肠道菌群失衡程度相一致。肠道菌群的失衡、肠道定植抗力的下降、肠道屏障功能的受损可导致肠道细菌易位。这在肝衰竭、肝硬化等免疫功能低下的患者可引起严重的后果。

参考文献

1. O'Doherty KC, Neufeld JD, Brinkman FS, et al. Opinion：Conservation and stewardship of the human microbiome. Proc Natl Acad Sci USA. 2014，111（40）：14312-14313.

2. Li YT, Wang L, Chen Y, et al. Effects of gut microflora on hepatic damage after acute liver injury in rats. J Trauma. 2010，68（1）：76-83.

3. 李兰娟，任红. 传染病学. 8 版. 北京：人民卫生出版社，2013：29.

肝衰竭患者并发症的发生与肠道微生态失衡有明显的相关性

　　慢性肝病随着其病情程度的加重，在肝硬化失代偿期、肝衰竭期，可出现各种并发症，其中与肠道微生态有明显关系的有继发性感染（自发性细菌性腹膜炎、肺炎、败血症等）、内毒素血症、肝性昏迷、上消化道出血、肝肾综合征等。慢性肝病一旦出现并发症，则预后极差，有些并发症如感染、内毒素血症等可以是直接导致病死的原因。

15. 肠道内细菌过度增殖和细菌易位，可能是急性肝衰竭患者内源性感染的主要原因

慢性肝病患者，尤其肝硬化失代偿期及慢性肝衰竭患者，容易发生继发感染，肝衰竭患者继发感染率可达80%。感染原因与肝脏清除肠道源性微生物、内毒素等有害物质功能下降，机体免疫力减退，中性粒细胞功能异常，血清补体、纤维连接蛋白、调理素等低下，治疗过程中侵入性诊疗操作的增加有关。肠道菌群失衡，肠杆菌科细菌、真菌过度生长，肠道屏障功能不全或衰竭，肠道细菌易位等在肝病继发感染中也起着非常重要的作用，这一点目前已受到广泛重视。

肠道细菌移位（bacterial translocation，BT）在自发性细菌性腹膜炎（spontaneous bacterial peritonitis，SBP）的发生中起关键性作用。腹水培养阳性的肝硬化大鼠肠系膜淋巴结培养几乎均为阳性，且常为同一种细菌，这表明肠道细菌移位与SBP存在有机联系。然而人体的研究由于取材（一般只取一枚淋巴结）及术前使用抗生素等原因，其关系难以明确。但选择性肠道脱染可降低肝硬化患者SBP及其他感染的发生率，此表明肝硬化患者的肠道BT与细菌感染有因果关系。

有关肝硬化病患者细菌移位的研究表明，BT 与肝功能分级有密切的关系。Cirera 等的研究显示，在 Child C 级患者中，BT 到肠系膜淋巴结（mesenteric lymph nodes，MLN）发生率最高为 31%（4/13），Child B 级为 8%（3/37）、Child A 级为 3.4%（1/29）。我们的研究表明，78 例肝硬化患者 BT 的发生率为 10.3%（8/78）；细菌易位的部位以MLN 为主，占 62.5%（5/8）；发生 BT 的细菌主要是肠道革兰阴性兼性厌氧杆菌，占 55.6%（5/9），其次为革兰阳性兼性厌氧球菌，占 22.2%（2/9）。BT 组患者术前总胆红素显著高于无 BT 组（P=0.022）；高胆红素血症是促发 BT 的危险因素，发生 BT 的肝移植患者术后感染的风险明显增加。

急性肝衰竭时，由于机体免疫功能下降，肠道细菌过度繁殖和易位，增加了患者感染的机会。Wang 等在小鼠的实验表明，切除 90% 的肝脏后导致的急性肝衰竭，单核巨噬细胞系统功能即刻明显降低，同时肠道氧摄取量降低，小肠末端的大肠埃希菌大量增殖，肠道屏障功能受损，细菌易位也于术后 2 小时发生。这提示急性肝衰竭时，肠道细菌过度增殖和细菌易位可能是急性肝衰竭患者内源性感染的主要原因。基于上述机理，急、慢性肝衰竭患者较易发生继发感染，而且一旦发生感染，又不易完全得到控制，反过来加重急性肝衰竭。因此，防治急、慢性肝衰竭的继发感染性任务相当艰巨。

研究表明，免疫功能下降、肠道细菌过度生长、肠道通透性增加是细菌移位的主要原因。

广谱抗生素的不当使用也是引起肝硬化，急、慢性肝衰竭患者继发感染的主要原因之一。众所周知，抗菌药物除了抑制或杀灭致病菌外，还抑杀正常菌群中的敏感菌群，使正常菌群比例失衡；未被抑杀的菌株可乘机繁殖，外来菌也易乘虚产生耐药性，在患者抵抗力低下时具有致病性的病原菌，常常是肝硬化，急、慢性肝衰竭继发感染的原因菌。

16. 内毒素血症的发生与机体易感染、肠道定值抗力下降及肠道内毒素过量有关

慢性肝病常有较高的内毒素血症发生率，一般认为与其易发生感染，肝脏清除内毒素功能下降有关。但临床及动物研究表明，感染尚不能完全解释高内毒素血症的发生率。研究表明，慢性肝病患者肠道定植抗力下降，肠道革兰阴性杆菌过度生长繁殖，胆盐缺乏等因素是其肠道内毒素池扩大的原因，存在肠道内毒素过度易位的情况。因此，

慢性肝病的高内毒素血症发生率除与前两者有关外，肠道内毒素过量易位也是其因素之一。

17. 上消化道出血与肠道细菌内毒素诱发的 NO 与细胞因子有关

肝硬化患者食管静脉曲张出血和门静脉的压力有关，而肝硬化门静脉高压与循环高动力有关。尽管前列腺素、肾上腺素、降钙素基因相关肽、P 物质和胰岛素等因素与肝硬化高动力循环状态（hyperkinetic circulatory state, HCS）的形成有关，但一氧化氮（nitric oxide，NO）是肝硬化血液动力异常的关键因素。

肠道有大量的细菌产物，内毒素及其他的细菌胞壁成分等均可诱导细胞因子及 NO 的合成，这些物质可越过肠黏膜，直接释放入内脏循环。在 HCS 的形成过程中，内脏循环血液动力改变起关键性作用。依据有：①内脏血液动力变化先于体循环的异常；②内脏高动力循环是保持及加重门静脉高压的主要因素；③ HCS 局部血流增加以内脏器官最明显。因此，可诱导 NO 合成的肠源性物质被认为是肝硬化 HCS 形成的重要机制。

细菌移位使得肠道成为细胞因子的释放器官。肠道相关淋巴组织也可在 BT 后产生并释放肿瘤坏死因子（tumor necrosis factor，TNF）。此外，细菌过度生长可使肠道细胞因子产生增加，故肠道菌群也可调节肠道细胞因子的产生。在肝硬化患者，MLN 中 TNF-α 显著升高，并与血 TNF-α 水平相关（$r=0.56$），这表明，淋巴细胞源性 TNF-α 是体循环 TNF-α 升高的原因之一。近来的研究表明血液动力改变与 TNF-α 升高及 NO 的过量产生密切相关。

18. 导致肝昏迷的物质主要来自肠道，与肠道菌群有关

肝性脑病的发生机制一直被认为是急性或慢性肝细胞功能衰竭，肝脏功能失代偿，毒性代谢产物在血循环里堆积，而致脑功能障碍。毒性物质目前的研究仍集中在氨、酚、硫醇和脂肪酸、假性神经传递介质（false neurotransmitters）及抑制性神经递质（inhibitory neurotransmitters）等的形成，进入脑组织的过程及作用环节等方面。

肝昏迷机制复杂，除血氨、假性神经递质升高、氨基酸失衡外，水、电解质紊乱（碱血症、低血钾）、硫醇、短链脂肪酸（$C_4 \sim C_6$）增加也是其原因之一。有研究发现，含 4 ~ 6 个碳原子的短链脂肪酸主要由梭菌、类杆菌等厌

氧菌产生，应用微生态调节剂可抑制肠道梭菌、类杆菌的数量，并可降低肠道含 4 ～ 6 个碳原子的短链脂肪酸的含量。

从上可以发现，导致肝昏迷的物质主要来自肠道，并与肠道菌群有关。在肝衰竭不能清除这些肠源性有毒物质时，调节肠道微生态是否能有效降低血液中这些有毒物质的浓度，减少肝昏迷的发生是值得深入研究的课题。

19. 肠源性内毒素血症所致的功能性肾衰竭和急性肾小管坏死是肝硬化死亡的主要原因之一

肝肾综合征是重型肝炎、急性肝衰竭以及肝硬化腹水常见的肾脏并发症，是由于严重肝病引起的肾衰竭。但其临床实验室检查和形态学都无肾病的表现。肠源性内毒素血症所致的功能性肾衰竭和急性肾小管坏死是肝硬化死亡的主要原因之一。一旦出现肝功能恶化或肝衰竭、消化道出血、过量利尿、放腹水、感染、电解质紊乱等诱因，即可出现肝肾综合征，也可无任何诱因。有人统计死于肝性昏迷的患者中有 73% ～ 84% 存在肾衰竭。

参考文献

1. 李兰娟. 人工肝脏. 2 版. 杭州：浙江大学出版社，2012：79.

2. Lu H, Wu Z, Xu W, et al.Intestinal microbiota was assessed in cirrhotic patients with hepatitis B virus infection. Intestinal microbiota of HBV cirrhotic patients. Microb Ecol 2011，61（3）：693-703.

3. Ewaschuk J, Endersby R, Thiel D, et al. Probiotic bacteria prevent hepatic damage and maintain colonic barrier function in a mouse model of sepsis. Hepatology. 2007，46（3）：841-850.

4. Chen C, Li L, Wu Z, et al. Effects of lactitol on intestinal microflora and plasma endotoxin in patients with chronic viral hepatitis. J Infect. 2007，54（1）：98-102.

微生态调节剂对肝衰竭的治疗作用

20. 微生态调节剂分成益生菌、益生元和合生元三部分

微生态调节剂是由正常微生物成员或其促进物质制成的制剂，它具有补充或充实机体正常微生物群落，维持或调整微生态平衡的作用，可达到防治疾病，增进健康的目的。不同于抗生素制剂直接杀灭致病微生物的原理，微生态调节剂在于扶持机体内部的生理性微生物，提高定植抗力，提高机体对致病微生物的抵抗能力，达到防病和治病的目的。两者一个是杀菌，一个是促菌，方法不同，手段

也不同。

微生态调节剂包括活菌体、死菌体、菌体成分、代谢物及生长促进物质。微生态调节剂分成益生菌（probiotics）、益生元（prebiotics）和合生元（synbiotics）三部分。合生元是益生菌和益生元的复合制剂。

（1）益生菌：益生菌是含有生理性活菌或死菌（包括其组成和代谢产物），经口服或其他途径投入，旨在改善黏膜表面的微生物群或酶的平衡，或刺激机体特异性或非特异性免疫机制，提高机体定植抗力或免疫力的微生物制剂。

益生菌制剂所采用的菌种主要来源于宿主正常菌群中的生理性优势细菌、非常驻的共生菌和生理性真菌三大类。我国批准应用于人体的益生菌菌种主要有：双歧杆菌、乳酸杆菌、丁酸梭菌、枯草芽孢杆菌、嗜热链球菌、肠球菌与布拉氏酵母菌等。

（2）益生菌的作用机制

①生态平衡理论：微生态学观点认为，动、植物体表和体内寄居着大量的正常微生物群。宿主、正常微生物群和外环境构成一个微生态系统。正常条件下，这个系统处于动态平衡状态。它一方面对宿主有利，能辅助宿主进行某些生理过程；另一方面它对微生物有利，使之保持一定的微生物群落组合，维持其生长繁殖。在微生物及其所栖

生的宿主和内外环境构成的微生态系统内，少数优势种群对整个群落起着决定作用，而在微种群内部中优势个体对整个群落起着控制作用。一旦失去优势种群，则微群落就会解体。若失去优势个体，则优势种群更替，并改变微生态平衡。例如，由于疾病、抗生素应用、放化疗、手术等因素引起正常菌群变化，微生态平衡遭到破坏即微生态和菌群失衡，引起一系列临床症状，如内源性感染等。作为宿主体内的正常微生物优势菌群成员的益生菌，可以调整菌群失调，使宿主恢复生态平衡，达到预防治疗疾病之目的。

②生物拮抗理论：肠道内正常菌群直接参与机体生物防御的屏障结构，它包括机械屏障、化学屏障、生物屏障和免疫屏障等。机械屏障包括上皮细胞脱落、纤毛运动、肠蠕动及黏液分泌等；化学屏障是指肠内菌群产生的生物酶、活性肽以及代谢产物如乙酸、乳酸、丙酸、过氧化氢和细菌素等活性物质，阻止或杀死致病菌在体内的定植；生物屏障是指定植于黏膜或皮肤上皮细胞之间的正常菌群所形成菌膜样结构，通过定植抗力作用影响过路菌或外袭菌的定植、占位、生长和繁殖；免疫屏障包括益生菌免疫赋活作用产生的 SIgA（黏膜免疫）、IgA、IgD（体液免疫）及各种免疫活性细胞和细胞因子（细胞免疫）等形成的免疫屏障结构。益生菌就是这类正常菌群成员，直接参与构

建机体的生物屏障结构，发挥生物拮抗作用。

③生物夺氧学说：生物夺氧学说是魏曦和康白（1980）首次提出的。低氧分子浓度及低氧化还原电位促进肠道优势的厌氧菌生长。利用无毒、无害、非致病性微生物（如蜡状芽孢杆菌等）暂时在肠道内定植，使局部环境中造成适合正常肠道优势菌生长的微环境，促进厌氧菌大量繁殖生长，最终达到微生态平衡。蜡状芽孢杆菌（促菌生）、地衣芽孢杆菌（整肠生）、枯草芽孢杆菌（抑菌生）等益生菌制剂是这个学说的衍生产物。有效的临床效果也有力地支持了这个学说。

④免疫赋活作用：益生菌可以作为非特异免疫调节因子，通过细菌本身或细胞壁表面结构成分刺激宿主免疫细胞，使其激活，产生促分裂因子，提高自然杀伤细胞和巨噬细胞活性或作为佐剂发挥作用。此外，益生菌还可以发挥特异性免疫功能，促进宿主 B 细胞产生抗体。例如，给予健康儿童服用双歧杆菌，可以观察到粪便中总 IgA 水平明显增加，肠道 IgA 水平增加，可以增加肠黏膜抗感染能力。

⑤营养作用：益生菌（如乳酸杆菌和双歧杆菌等）能够合成多种维生素，如叶酸、烟酸、维生素 B_1、维生素 B_2、维生素 B_6、维生素 B_{12} 等，促进机体对蛋白质的消化、吸

收，促进机体对钙、铁、维生素 D 的吸收，具有帮助消化、增进食欲的功能。例如，双歧杆菌在肠内发酵后可以产生乳酸和醋酸，提高钙、磷、铁的利用率并促进铁和维生素 D 的吸收。双歧杆菌发酵乳糖产生的半乳糖是构成神经系统中脑苷脂的成分，与婴儿出生后脑的迅速生长有密切关系。同时双歧杆菌还可以产生多种维生素和各种氨基酸；能够合成维生素和蛋白质，促进消化和吸收；具有磷蛋白磷酸酶，能分解奶中的 α- 酪蛋白，提高蛋白消化吸收率；还可明显改善乳糖消化不良症状，使乳酸酶缺陷的成人消化乳糖，减少因乳糖不耐症带来的不良反应。

（3）益生元：是一种不被宿主消化的食物成分或制剂，它能选择性地刺激一种或几种结肠内常驻菌的活性或使其生长繁殖，起到增进宿主健康的作用。益生元应具备以下 4 个条件：①在胃肠道的上部，它既不能水解，也不能被吸收。②只能选择性地刺激某种有益菌的生长繁殖或激活其代谢功能。③能够提高肠内有益于健康的优势菌群的构成和数量。④能起到增强宿主机体健康的作用。

基于它的结构，这些成分在上消化道不被吸收和不被消化酶水解，而在结肠部位能被细菌利用，同时提供给宿主能量、代谢物质和必须营养成分，因此这类物质称为结肠性食品。

　　因功效明确，化学性质稳定，低聚糖（oligosaccharides）是益生元的首选。低聚糖是由 2 ～ 10 个单糖以直链或分支结构组成的。目前应用于临床的低聚糖有乳果糖及乳梨醇，尤以乳果糖为主。乳果糖以乳糖为原料，经碱石灰处理后得到，又称乳酮糖、半乳糖苷果糖、异构化乳糖。乳果糖在小肠内不被消化吸收，到达大肠被双歧杆菌利用。乳果糖对牙齿没有致龋作用。

　　益生元的主要代谢产物是短链脂肪酸（SCFA）、氢气、二氧化碳和细胞物质等。低聚果糖的主要代谢产物是乙酸，过量服用将会引起腹胀、腹鸣、嗳气等不舒服的症状。

　　益生元的生理功能：①益生元和一般低聚糖的最大区别在于它不被人消化，选择性被肠道有益菌如双歧杆菌等利用，有利于双歧杆菌等有益菌的增殖。②双歧杆菌通过发酵产生大量 SCFA，其代谢产物抑制其他细菌的生长。肠道菌群发酵低聚糖，其 50% 变成有机酸，其中的 60% 是乙酸、10% 是丙酸、5% 是丁酸以及 25% 是乳酸。在酸性条件下，乙酸抑制腐败菌的生长比乳酸更有效，在体内乳酸的吸收较慢，是转化成丙酸和丁酸的中间产物。丁酸是肠上皮细胞的营养源，可促进细胞之再生，它对艰难梭菌有很强的抑制作用。③两歧双歧杆菌产生的双歧菌素对沙门菌、痢疾杆菌、金黄色葡萄球菌和其他菌均有较强的抑制作用。新型低聚糖对乳杆菌也有类似的增殖效果。

21. 肝衰竭微生态调节剂治疗有望延缓和降低肝衰竭的病死率

肝衰竭患者常有食欲缺乏、腹胀、腹泻、内毒素血症等，病情凶险，进展迅速，感染发生率达80%，其中30%为真菌感染，病死率高达70%以上。肝衰竭并发的内毒素血症及感染源主要来自其自身。自20世纪90年代，我们团队就开始利用微生态学方法对肠道微生态失衡在乙型重型肝炎发生、发展中的作用进行了系列研究。研究发现慢性重型肝炎（慢加急性肝衰竭）患者肠道菌群严重失调，肠道双歧杆菌、类杆菌等有益菌显著减少，肠杆菌科细菌、肠球菌、酵母菌等有害菌显著增加，且肠道微生态失衡程度与肝炎病情严重程度有关。我们团队通过建立急性肝衰竭大鼠动物模型，发现肝衰竭大鼠肠道菌群显著失调，表现为肠杆菌科细菌过度生长，菌群失调程度与肝损伤程度及门静脉内毒素的水平显著相关。

慢性重型肝炎患者血内毒素水平与肠杆菌科细菌呈正相关，与双歧杆菌数量呈负相关。慢性重型肝炎患者肠道菌群的这种变化在其血内毒素水平的升高及肝脏损伤的进一步加重过程中起到一定的作用。王蜀强等利用光冈氏法对慢性乙型重型肝炎患者粪便微生物的研究有类似的发现。Bajaj 研究发现研究对象中有 24% 的合并感染的肝硬化患者发展为 ACLF，这部分患者血浆内毒素水平显著升高，肠道微生物革兰阳性菌显著降低，梭菌目（Clostridiales XIV）显著降低，而明串珠菌科（Leuconostocaceae）显著升高。

利用 16SrDNA 测序技术对 79 例慢加急性肝衰竭患者的研究发现，ACLF 组肠道微生态发生了显著的失衡。主要表现为整体多样性和丰度显著降低，ACLF 患者肠道拟杆菌科、瘤胃球菌科及其毛螺菌科细菌显著减低，但巴斯德菌科、链球菌科以及肠球菌科细菌丰度显著升高。通过对患者动态随访发现 ACLF 患者在短时间内肠道微生物保持了相对的稳定性，抗生素的应用对肠道微生物有一定的影响。该研究还发现巴斯德菌属与终末期肝病模型（Model for end-stage liver disease，MELD）指数相关，并能够独立地预测患者的预后。网络分析比较显示特定的菌科与炎症因子（IL-6，TNF-α，IL-2）相关。

慢加急性肝衰竭患者肠道细菌易位（包括细菌、内毒素及炎症介质）致内毒素血症及细菌真菌感染、内毒素血症等进一步诱发的炎症反应可以促进慢加急性肝衰竭的进展。研究证明，肠道微生态失衡、内毒素血症与肝性脑病，门静脉高压症的形成，消化道出血，肝肾综合征等密切相关。对失衡的肠道微生态的干预是治疗肝衰竭的一个重要的靶点。

临床应用微生态活菌制剂（益生菌）可以通过调节肠道微生态，有效降低慢性肝炎、肝硬化等患者的内毒素血症，有效控制降低肝昏迷的发生。肝衰竭患者术前应用微生态制剂（合生元）可以降低肝移植术后感染的发生率及住院时间。

现有的研究表明，调节肠道微生态，改善肠道微生态失衡，改善内毒素血症，降低减少并发症，有望延缓肝衰竭的疾病进展，甚至降低肝衰竭的病死率。但需要更多的临床及基础研究来进一步阐明肝衰竭与肠道微生态失衡的相互作用关系，研制出更有针对性的微生态制剂，包括菌种选择、组合及量效关系。

参考文献

1. Bajaj JS, Heuman DM, Hylemon PB, et al.Altered profile of human gut microbiome is associated with cirrhosis and its complications. J Hepatol, 2014, 60（5）：940-947.

2. Chen Y, Guo J, Qian G, et al. Gut dysbiosis in acute-on-chronic

liver failure and its predictive value for mortality. J Gastroenterol Hepatol, 2015, 30 (9): 1429-1437.

3. 李兰娟, 吴仲文, 马伟杭, 等. 慢性重型肝炎患者肠道菌群变化及其作用的研究. 中华医学杂志 (英文版), 2001, 114 (8): 869-872.

4. 王蜀强, 林健梅, 黄仁刚, 等. 慢性乙型重型肝炎患者肠道菌群、血浆内毒素动态变化及相关性研究. 四川医学, 2014, 35 (3): 285-287.

5. Li LJ, Wu ZW, Xiao DS, et al. Changes of gut flora and endotoxin in rats with D-galactosamine-induced acute liver failure. WJG, 2004, 10 (14): 2087-2090.

6. Ellul MA, Gholkar SA, Cross TJ. Hepatic encephalopathy due to liver cirrhosis. BMJ, 2015: 351.

7. Dhiman RK, Rana B, Agrawal S, et al. Probiotic VSL#3 reduces liver disease severity and hospitalization in patients with cirrhosis: a randomized, controlled trial. Gastroenterology, 2014, 147 (6): 1327-1337.

8. Floch MH. Intestinal microbiota metabolism of a prebiotic to treat hepatic encephalopathy. Clin Gastroenterol Hepatol, 2015, 13 (1): 209.

9. Bajaj JS, Heuman DM, Hylemon PB, et al. Randomised clinical trial: Lactobacillus GG modulates gut microbiome, metabolome and endotoxemia in patients with cirrhosis. Aliment Pharmacol Ther, 2014, 39 (10): 1113-1125.

重症监护和营养支持是肝衰竭治疗的基础

肝衰竭属临床危急重症，病势凶险，常并发多器官功能衰竭，预后极差。由于缺乏特效的治疗方法，目前仍强调综合治疗的重要性，其治疗原则要掌握以下几点：①加强监护，早期诊断：密切观察病情变化，尽早明确病因，早期识别各种并发症，发现问题及时处理。②重视病因及基础治疗，抓住重点，精选药物：一旦明确病因，立即予以针对病因和发病机制的治疗；营养与代谢支持治疗是维持生命和器官功能的基础，不可忽视；护肝药物品种较多，宜根据病情发展的不同阶段合理选择，切忌滥用，以免加重肝脏负担。③防治并发症，以防为先：肝衰竭往往死于各种并发症，要预见性地采取措施，防治并发症的发生与发展。④根据病情与救治条件，及时转诊：不断评估病情，预测预后，及时将患者转诊到有救治条件的医疗部门，不失时机地实施人工肝支持疗法和肝移植。其中，重症监护和营养支持是肝衰竭治疗的基础。

22. 重症监护中应注意监测实验室、血流动力学、颅内压等主要指标

（1）一般监护：患者宜入住重症监护室，有良好的室内环境，合适的温度和相对湿度，定时进行空气消毒，严格探视制度；卧床休息，躁动不安者可使用约束带，预防跌倒与坠落；记录 24 小时出入量，每日测量体重；监测体温、脉搏、呼吸、血压等生命体征；常规吸氧，根据病情予以口腔、皮肤及心理护理；每天至少 2 次全面细致的体检，观察神志变化，判断是否存在感染、出血等并发症。

（2）初始实验室指标分析：患者入住后应进行全面的实验室分析，以明确病因、诊断及评估病情。病因是预后判断的最好的指标之一，也可据此选择特效治疗，故筛查病因是重要的。2011 年美国急性肝衰竭处理指南（William

M. Lee 等，2011）建议的初始实验室分析指标详见表3。

（3）病情变化实验室指标检测：肝衰竭往往病情进展迅速，建议发病初期每1～2天要对血常规、生化指标（包括肝肾功能、电解质）、凝血指标、血气分析、血氨、大便隐血试验等进行严密的监测。待病情稳定后可以每周定期监测上述指标。对血糖不稳定的患者要随时监测末梢血糖，以避免低血糖或肠外营养相关性高血糖。

（4）有创血流动力学监护：如果存在低血压，并且需要使用血管活性药物，建议监测中心静脉压、有创动脉压，必要时可置入肺动脉漂浮导管，也可选择脉搏轮廓温度稀释连续心排血量测量技术（pulse indicator continuous cardiac output monitoring，PICCO）。

（5）颅内压监测：颅内高压（intracranial hypertension，ICH）很少发生在 I ～ II 级肝性脑病，但 III 级脑病 ICH 的发生率上升到 25% ～ 35%，在 IV 级脑病可高达 65% ～ 75%（Munoz SJ，1993）。对 III / IV 级脑病，考虑放置颅内压（intracranial pressure，ICP）监护仪，且优先用于将行肝移植术的患者。

表 3　肝衰竭患者初始实验室指标

凝血功能	凝血酶原时间、国际标准化比值
血生化指标	白蛋白、球蛋白
	总胆红素、直接胆红素
	丙氨酸氨基转移酶、天门冬氨酸转移酶、谷氨酰转肽酶、碱性磷酸酶
	钠、钾、氯、钙、镁、磷
	肌酐、尿素氮
	甘油三酯、总胆固醇
	血糖
血气分析 + 乳酸	
血浆氨	
内毒素	
血常规 + 血型	白细胞、红细胞、血红蛋白、血小板
病毒血清学检测	HAV-IgM、HBsAg
	anti-HCV、anti-HEV
	CMV-DNA、EBV-DNA
	anti-HIV-1、anti-HIV-2
免疫标记物检测	抗核抗体、抗线粒体抗体、抗平滑肌抗体、抗肝肾微粒体抗体、免疫球蛋白
血浆铜蓝蛋白、血清铁蛋白	
对乙酰氨基酚浓度	
妊娠试验	

23. 肠内营养是首选的营养支持方法

（1）营养支持治疗原则：肝衰竭患者由于摄入减少，营养物质消化吸收不良，营养物质丢失过多，肝脏或肝外代谢异常等原因，都存在代谢紊乱与营养不良，导致营养状况恶化，成为影响患者短期和长期生存率的一个明确危险因素。营养与代谢的支持不仅可以满足能量的需求，改善患者的营养状态，而且可以改善肝脏功能，降低并发症的发生，改善预后，对肝细胞的修复再生有至关重要的作用。因此，对肝衰竭患者进行有针对性的、合理的营养支持应受到高度重视，并应成为治疗中不可缺少的部分。欧洲肠内肠外营养学会有关肝病的肠外营养指南（Mathias Plauth 等，2009）建议肝衰竭患者使用间接测热法评估个体能量消耗，给予的能量总和应相当于 1.3 倍的静息能量消耗。如无条件实测能量消耗量，可参考其他危重患者营养支持原则（中华医学会重症医学分会，2006），急性应激期营养支持应掌握"允许性低热卡"原则，给予 20 ～ 25kcal/（kg·d）。在应激与代谢状态稳定后，能量供给量需要适当地增加到 30 ～ 35kcal/（kg·d）。营养支持途径首选肠内营养，在胃肠道不能利用时选择完全胃肠外营养，对胃肠功能部分存在，肠内营养支持不能提供足够营养时可选择胃肠外营养辅助肠内营养。

（2）肠内营养：肠内营养可维持肠道黏膜的完整性、增加向肝血流量、保持肠道正常的生理功能，可有效防止上消化道出血，预防肠道菌群移位所带来的感染，改善内毒素血症，减轻肠胀气，并进一步维护肝功能稳定。因此对存在部分或全部胃肠道吸收功能的患者，肠内营养是首选的营养支持方法。患者能口服则应鼓励患者口服以获得营养支持；不能口服者，如肝性昏迷患者，可放置鼻胃管鼻饲，对有误吸危险及胃排空不佳者，也可选择鼻肠管管饲。欧洲肠内肠外营养学会有关肝病的肠内营养指南推荐经鼻－十二指肠接受肠内营养（M Plauth 等，2006）。食管静脉曲张不是鼻饲的禁忌证。尚无证据表明鼻饲营养会增加上消化道出血的风险。饮食原则：合适的脂肪 [1g /（kg·d）]、蛋白 [1g /（kg·d）]、糖类 [20kcal /（kg·d）] 比例，高维生素。在肝病终末期，蛋白摄入量可减至 0.5 ～ 1.0g/（kg.d），当合并 C 型肝性脑病时，每日可低于 40g。有腹水、水肿者应低盐（6 ～ 8g/d）。饮食应由营养师为患者专门配制。食欲差、进食量极少者可口服一般的要素膳、匀浆膳或肝衰竭专用膳。鼻饲推荐应用肝衰竭专用膳或自制的匀浆。然而，目前还没有成熟的疾病特异的肠内营养配方制剂的组成建议。鼻饲时患者要取半卧位，抬高床头 30° ～ 50°，主张用连续输注法，开始 25 ～ 50ml/h，以后每 12 ～ 24h 增加 25ml，最大 125ml/h。应定期监测胃内残留量，大于 200ml 时可暂停。

（3）完全胃肠外营养：肝衰竭患者如并发上消化道大

出血或肠梗阻等情况，导致胃肠道完全不能利用，应尽早实施完全胃肠外营养。

胃肠外营养给予的营养物质共七大类，包括葡萄糖、脂肪乳、氨基酸、维生素、微量元素、电解质及水。必须给予充足的葡萄糖 [2 ～ 3g/（kg·d）] 以预防和治疗低血糖。在没有低血糖发生的情况下，一般 8 ～ 10 克糖加 1 单位胰岛素以预防胰岛素抵抗，促进葡萄糖的利用。无任何证据证明，应用木糖醇或山梨醇代替葡萄糖可使急性肝衰竭患者获益，同时这两者均需在肝脏代谢后才能被利用。葡萄糖和脂肪乳 [0.8 ～ 1.2g/（kg·d）] 可以同时应用，在有胰岛素抵抗的情况下推荐应用脂肪乳。大部分患者对外源脂肪制剂耐受良好，应选择中长链混合脂肪乳剂（MCT/LCT），不宜使用长链脂肪乳剂（LCT）。超急性肝衰竭的患者不强制要求给予氨基酸。但是，急性或亚急性肝衰竭者应给予 0.8 ～ 1.2g/（kg·d）的氨基酸来支持蛋白质合成。尽管病理生理学理论上认为选用富含支链氨基酸的肝病适宜剂型可以获益，但是没有临床研究证明应用支链氨基酸比普通氨基酸在临床转归方面具有优势。营养物质的配比与其他危重病的应用原则相似，宜适当减少脂肪比例，一般总能量计算后按 100 ～ 130kcal：1g 氮计算氮需要量，脂肪：葡萄糖热卡比为 30：70。

上述七大类的营养物质应置入静脉营养袋，通过深静脉置管途径（首选锁骨下静脉置管途径），使用微量输液泵20小时匀速输入。

为调整营养素作为底物功能的比例，以防止由于摄入不足导致的底物过度氧化，进行代谢监测很有必要。需要控制血浆葡萄糖水平（目标值：5～8mmol/L）、乳酸水平（目标值：<5.0mmol/L）、三酰甘油水平（目标值：<3.0mmol/L）和血氨水平（目标值：<100mmol/L）。

（4）胃肠外营养辅助肠内营养：每日对前一天的肠内给予的营养素进行计算，如不足可用胃肠外营养辅助。

（5）特殊营养素的应用：精氨酸是应激状态下体内不可缺少的氨基酸，影响应激后的蛋白质代谢，参与蛋白质合成。药理剂量的精氨酸能有效地促进细胞免疫功能，通过增强巨噬细胞的吞噬能力，增强NK细胞的活性等，使机体对感染的抵抗能力提高。此外，精氨酸还可促进生长激素、催乳素、胰岛素、生长抑素等多种内分泌激素，具有促进蛋白及胶原合成的作用。对肝衰竭患者，精氨酸还具有降低血氨、纠正碱中毒的作用。除非并发严重感染，肝衰竭患者推荐使用精氨酸。一般认为静脉补充量可占总氮量的2%～3%，静脉补充量一般为10～20g/d。

谷氨酰胺是机体内含量最多的游离氨基酸，占肌肉中氨基酸量的 60%；是肠黏膜细胞、淋巴细胞、肾小管细胞等快速生长细胞的能量底物，对蛋白质合成及机体免疫功能起调节与促进作用。但谷氨酰胺可导致血氨升高，加重肝性脑病，因此，谷氨酰胺禁止应用于肝衰竭患者。

不同抗病毒药物的疗效和安全性仍存在争议

　　慢性乙型肝炎病毒感染是一个全球性的健康问题，估计全球有 4 亿的乙肝病毒携带者。在乙型肝炎抗病毒治疗已取得长足进展的同时，乙肝肝衰竭的发病率和病死率并未明显下降，尤其是核苷（酸）类似物（nucleoside analogue，NA）停药或 HBV 耐药变异等诱发的慢加急性肝衰竭的病死率仍居高不下，高达 50% ～ 70%。亚太肝病学会慢加急性肝衰竭专家组对 ACLF 的定义为：已确诊或未经诊断的慢性肝炎急性发作，表现为以黄疸和凝血障碍为主的肝损伤，4 周内并发腹水和（或）肝性脑病，但是其发病机制并不清楚。慢性乙肝患者在发展成肝衰竭之前，都有血清 HBV DNA 和乙肝表面抗原水平先于 ALT 水平的突然上升。在慢性乙肝急性发作的时期，如果出现 HBV DNA 持续上升或高水平稳定，代表该患者体内存在无效的免疫清除，就有肝细胞炎症坏死进一步加重，甚至出现肝功能失代偿和肝衰竭的可能。所以，乙肝肝衰竭抗病毒治疗的关口是否需要前移到慢性乙肝急性发作 HBV DNA 高水平复制的阶段，如何更加精准地选择抗病毒药物是国内外专家研究的重要课题。至今为止的医学情报学提供的循证医学证据尚不能明确 NA 治疗慢性乙肝肝衰竭的有效性。目前的乙肝肝衰竭抗病毒治疗的研究多为回顾性总结，缺乏前瞻性、多中心、随机对照的临床研究，因此抗病毒药物治疗慢加急性肝衰竭的疗效还不确切，治疗的时机选择和药物种类的选择仍存在争议。

乙肝抗病毒治疗主要为两大类药物，干扰素和 NA。干扰素治疗慢加急性肝衰竭会进一步引起肝功能损害，加重肝功能失代偿，一般为治疗的禁忌用药。NA 有良好的抑制病毒的作用，表现出良好的安全性。

24. 早期应用拉米夫定能改善患者的生存率，晚期效果不明显

拉米夫定是第一个抗乙肝病毒的核苷类药物，口服吸收好，在治疗剂量下对机体正常细胞的有丝分裂无影响，有很好的安全性和耐受性，对其治疗乙型肝炎、肝衰竭的疗效和安全性研究多数为回顾性研究。Chan 等在回顾性研究中，观察拉米夫定治疗 28 例慢性乙肝急性加重的患者和 18 例对照者，发现拉米夫定治疗组中有 6 例（21.4%）患者死亡或接受肝移植，对照组有 5 例（27.8%）患者死亡或接受肝移植（P=0.62）。多因素分析发现，血小板 $\leq 1.43 \times 10^{11}$/L、TBil > 172μmol/L 是肝脏相关病死率的独立预测因子而不是拉米夫定治疗。同样 Tsubota 等也有类似的研究成果，他们回顾性对比分析了 50 例慢性乙肝急性发作患者，拉米夫定治疗组 25 例，对照组 25 例，研究发现拉米夫定治疗组中有 6 例患者（24%）发生肝衰竭，对照组中有 7 例患者（28%）发生肝功能衰竭，其中拉米夫定治疗组 3 例患者存活，对照组 2 例患者存活（P > 0.15）。研究结果同样表明拉米夫定单药治疗并不能阻止乙型肝炎进展为肝衰竭或死亡。多因素分析发现，基线时 TBil $\geq$ 6mg/dl、肝硬化基础和 PTA < 40% 是乙肝快速进

展至肝衰竭的独立决定因素。

在另一项回顾性研究中，Chien 等比较了拉米夫定治疗效果，对比 60 例严重的慢性乙肝急性发作和 31 例对照患者发现，拉米夫定治疗组 38% 的患者死亡，而对照组 29% 死亡（P= 0.166）。Logistic 回归分析显示，PT 延长和基线 Child-Pugh 评分是死亡率的重要预测因子，均说明拉米夫定治疗不是一个独立的生存预测因子。然而本研究发现，TBil < 20mg/dl 的患者中拉米夫定治疗组有 25 例全部存活，而对照组中有 5 例患者死亡（P=0.013）。相反，基线 TBil ≥ 20mg/dl 的患者，拉米夫定治疗组和对照组之间的病死率是相似的。这些结果表明，在慢性乙肝严重发作的早期应用拉米夫定抗病毒治疗可以降低病死率，但是一旦疾病进展到肝衰竭状态，拉米夫定抗病毒治疗则不能降低病死率。

Sun 等在一项配对回顾性队列研究中也有类似的发现，拉米夫定治疗 MELD 评分 20 ～ 30 之间的严重慢性乙肝急性发作患者 130 例，病死率为 50.7%（38/75），显著低于未抗病毒治疗组的病死率 75.7%（56/74）（P=0.002）。此外，MELD 评分 > 30 的拉米夫定治疗组病死率为 98%（48/49）和未抗病毒组病死率为 100%（53/53）的对照组，显示两组无明显差异（P=0.296）。最近的一项荟萃分析显示，拉米夫定与未治疗的对照组比较，没有改善移植生存患者自发 AE CHB[OR 值为 0.98（95% CI, 0.50–1.92；P = 0.956）]。根据以前的研究报道，拉米夫定治疗似乎并没有改善肝衰竭患者的生存率，但如果拉米夫定治疗得够早，在胆红素水平 < 20mg/dl 或 MELD 评分 20～30 或之前，拉米夫定治疗能改善患者的生存率。

25. 重度肝功能损伤患者要慎用恩替卡韦

恩替卡韦是一种 2′- 戊环脱氧鸟嘌呤类似物，具有很强的抑制乙肝病毒的作用，对 HBV DNA 多聚酶启动，从前基因组到 HBV DNA 负链的反转录，以及 HBV DNA 正链合成的全过程均有抑制作用。慢性乙型肝炎严重急性发作患者恩替卡韦治疗的生存获益还没有被前瞻性随机对照研究证明，一些回顾性研究发现恩替卡韦可以达到更好的生存率。一些回顾性研究比较了在慢性乙型肝炎重度恩替卡韦和对症治疗的效果。

Chen 等在一项回顾性队列研究恩替卡韦治疗慢性乙肝重症的疗效中，发现虽然恩替卡韦治疗组（55 例）与对照组（74 例）相比，在 3 个月内 HBV DNA 抑制更显著，但恩替卡韦治疗组有 36 例患者（65.5%），而对照组有 55 例患者（74.3%）存活超过 3 个月，差异无统计学意义（P =

0.28）。在另一篇恩替卡韦治疗慢加急性肝衰竭的回顾性研究中发现，恩替卡韦治疗组有 9 例患者（21.4%）死亡，而对照组有 20 例患者（58.8%）死亡（$P = 0.007$）。Ma 等在一项乙型肝炎慢加急性肝衰竭回顾性队列研究中发现，恩替卡韦治疗组（$n=124$）1 个月和 3 个月的生存率分别为 72.58% 和 61.29%，分别显著高于对照组（$n= 124$）的 53.23% 和 45.97%（$P = 0.022$）。最近的多项荟萃分析发现，恩替卡韦治疗组慢加急性肝衰竭 12 周存活率显著提高。兰格等发现 16 例肝硬化或晚期肝病且 MELD 评分 > 20 的患者接受恩替卡韦治疗，其中 5 例发生线粒体毒性，出现乳酸性酸中毒的临床症状。因此作者建议有重度肝功能损伤的患者要慎用恩替卡韦。然而，有高乳酸性酸中毒风险的急性加重期或失代偿期乙型肝炎患者接受恩替卡韦治疗仍有争议，可能实际上此类的临床风险并不高。

26. 替诺福韦对于乙肝病毒的免疫风暴已经爆发、HBV DNA 已下降的患者，疗效可能下降

替诺福韦是一种新型无环核苷类似物，作用机制和阿德福韦类似，其二磷酸盐通过与 dATP 竞争而抑制 HBV 聚合酶的活性，终止 HBV 链的延长。Garg 等在印度最近的

一个研究中发现替诺福韦治疗乙型肝炎慢加急性肝衰竭明显比安慰剂组的生存概率高，替诺福韦组的生存率为 57%（8/14），对照组的为 15%（2/13）（P =0.03）。但是，2 周的乙肝病毒核酸水平下降 > 2log 被认为是一个独立的生存预测因子。在这项研究中，只有患者的乙肝病毒核酸水平超过 10^5 拷贝 /ml，笔者推测：乙肝病毒的免疫风暴已经爆发，HBV DNA 已经快速下降的患者，再进行抗病毒治疗，治疗效果可能会变差。

27. 恩替卡韦或拉米夫定治疗慢性乙型肝炎重度和慢加急性肝衰竭孰好孰坏没有明确定论

施毓等的 Meta 分析提示拉米夫定或恩替卡韦治疗乙肝慢加急性肝衰竭患者能显著改善患者 3 个月的短期生存率，但拉米夫定和恩替卡韦两组的短期生存率是相似的。同样，目前大多数的临床研究都有类似的结论，但是这些研究均以回顾性研究为主。如 Cui 等在回顾性研究恩替卡韦（33 例）和拉米夫定（34 例）治疗慢性乙肝急性发作中发现，48.5% 恩替卡韦治疗组与 50% 拉米夫定治疗组的患者存活超过 3 个月（P = 0.72）。Chen 等在回顾性研究中发现恩替卡韦治疗慢性乙肝严重发作 42 例 3 个月的病死率为 33%，拉米夫定治疗 30 例 3 个月的病死率为 40%（$P =$ 0.374）。Lai 等在另一项回顾性研究中发现恩替卡韦治疗慢性乙肝严重发作病死率为 91.7%，拉米夫定病死率为 92%（$P = 0.680$）。Zhang 等在回顾性研究中比较恩替卡韦和拉米夫定治疗慢性乙肝严重发作的疗效时发现，65 例恩替卡韦治疗组的 60 天生存率为 78.5%，54 例拉米夫定治疗组的生存率为 64.8%（$P = 0.066$）。

另一项荟萃分析也发现恩替卡韦或拉米夫定治疗 HBV 相关慢加急性肝衰竭患者在短期病死率方面无显著差异（36.4%*vs.* 40.4%）。这项荟萃分析中提示恩替卡韦和拉米夫定抗病毒药物的安全记录是相似的。然而，在 24 周和 48 周的随访中发现恩替卡韦组的病毒学反应要优于拉米夫定组。当然也有些研究结论认为恩替卡韦治疗乙肝慢加急性肝衰竭患者的生存率要优于拉米夫定。Wong 等在回顾性研究中比较恩替卡韦治疗 36 例慢性乙肝严重发作患者与拉米夫定治疗 117 例患者的疗效时发现，恩替卡韦治疗组 7 例（19%）患者和拉米夫定组 5 例（4%）患者死亡（$P = 0.010$）。多因素分析也发现恩替卡韦治疗是生存相关的独立预测因素。同时，恩替卡韦治疗能更加快速地抑制病毒，其病毒学反应要优于拉米夫定，与拉米夫定组相比，更多的患者在 24 周、48 周达到检测不到 HBV DNA。但是 Tsai

等在最近的一项回顾性研究中比较恩替卡韦与拉米夫定治疗慢性乙肝严重发作患者的疗效时得出完全不同的结论，研究发现在 HBV DNA 水平 $> 10^5$ 拷贝 /ml 和 TBil < 15mg/dl 的 CHB 患者中，恩替卡韦组 12.5% 患者（5/40 例）死亡，而拉米夫定组 1.7% 患者（1/59 例）死亡，多因素分析发现，恩替卡韦治疗与病死率相关（$P = 0.035$），提示对于慢性乙型肝炎严重发作，恩替卡韦治疗似乎比拉米夫定治疗有更高的病死率。然而，拉米夫定治疗慢性乙型肝炎高耐药变异存在局限，长期随访研究也发现，慢性乙型肝炎严重发作与拉米夫定治疗耐药变异相关。至此，虽然目前的美国肝病研究学会（AASLD）和 EASL 指南推荐乙肝衰竭需要一个有效的抗病毒剂治疗，但是根据以往的研究结果，恩替卡韦或拉米夫定治疗慢性乙型肝炎重度和慢加急性肝衰竭孰好孰坏没有明确定论，还需要进一步的前瞻性的随机对照研究。早期短期使用拉米夫定治疗随后改用强效低耐药的抗病毒药物可能是另一个选择。

28. 替诺福韦和恩替卡韦的疗效和安全性需要进一步研究阐明

至今只有一个回顾性研究比较了恩替卡韦和替诺福韦治疗慢性乙型肝炎严重发作的疗效。Hung 等报道恩替卡韦治疗组 148 例患者中有 26 例患者（16%）接受肝移植或死亡，替诺福韦治疗组 41 例患者中有 8 例（17%）接受肝移植或死亡（$P = 0.749$）。尽管该回顾性研究提示替诺福韦和恩替卡韦在治疗慢性乙肝严重发作上疗效相似，但是做进一步的随机对照研究，阐明替诺福韦和恩替卡韦在乙肝慢加急性肝衰竭的疗效和安全性是必需的。

29. 早期应用高剂量的糖皮质激素联合核苷类似物，能改善慢性乙型肝炎严重急性发作的预后

最早在欧洲报道了大剂量的糖皮质激素治疗肝衰竭获得成功，但是在 20 世纪 70 年代的临床对照研究提示糖皮质激素治疗乙肝肝衰竭临床无获益的报道出现后，欧美国家没有再出现类似的研究。该研究认为临床出现肝衰竭时，患者肝细胞已经出现大量的坏死，此时的免疫抑制治疗不能阻断患者体内的免疫风暴。20 世纪 90 年代核苷类似物出现后，虽然有较为强大的抑制病毒的作用，但是 NA 一般需要几周时间的治疗才能使 HBV DNA 低于检测值，因此它们可能会起效太慢，无法阻断肝衰竭的免疫风暴以及改善患者的临床表现和预后。现已有一些前瞻性研究，早期应用高剂量的糖皮质激素联合核苷类似物治疗慢性乙型

肝炎的严重急性发作，能改善预后。日本和德国学者在近几年都相继报道了糖皮质激素联合核苷类似物治疗慢性乙肝肝衰竭获得成功的案例。

30. 阿德福韦酯不作为一线用药

阿德福韦酯具有相对较弱的抗病毒活性，起效慢。因此，使用阿德福韦酯在重症急性加重期治疗的一线用药不可取。高剂量的恩替卡韦和替诺福韦是拉米夫定耐药后的替代药物。

参考文献

1.Lee WM.Hepatitis B virus infection. N Engl J Med.1997，337（24）：1733–1745.

2.Kohrt HE，Ouyang DL，Keeffe EB. Antiviral prophylaxis for chenmotherapy-induced reactivation of chronic hepatitis B virus infection. Clin Liver Dis，2007，11（4）：965-991.

3.Hamid SS，Atiq M，Shehzad F，et al. Hepatitis E virus superinfection in patients with chronic liver disease. Hepatology，2002，36（2）：474-478.

4.Hou J，Lin Y，Waters J，et al. Detection and significance of a G1862T variant of hepatitis B virus in Chinese patients with fulminant hepatitis. J. Gen. Virol，2002，83（9）：2291-2298.

5.Sarin SK, Kumar A, Aimeida JA, et al. Acute-on-chronic liver failure:consensus recommendations of the Asian Pacific Association for the study of the liver (APASL). Hepatol Int, 2009, 3 (1): 269-282.

6.Sheen IS, Liaw YF, Tai DI, et al. Hepatic decompensation associated with hepatitis B e antigen clearance in chronic type B hepatitis. Gastroenterology, 1985, 89 (4): 732–735.

7.Davis GL, Hoofnagle JH. Reactivation of chronic type B hepatitis presenting as acute viral hepatitis. Ann Intern Med.1985, 102 (6): 762–765.

8.Chan HL, Tsang SW, Hui Y, et al. The role of lamivudine and predictors of mortality in severe flare-up of chronic hepatitis B with jaundice. J Viral Hepat, 2002, 9 (6): 424–428.

9.Tsubota A, Arase Y, Suzuki Y, et al. Lamivudine monotherapy for spontaneous severe acute exacerbation of chronic hepatitis B. J Gastroenterol Hepatol, 2005, 20 (3): 426–432.

10.Chien RN, Lin CH, Liaw YF. The effect of lamivudine therapy in hepatic decompensation during acute exacerbation of chronic hepatitis B. J Hepatol, 2003, 38 (3): 322–327.

11.Sun LJ, Yu JW, Zhao YH, et al. Influential factors of prognosis in lamivudine treatment for patients with acute-on-chronic hepatitis B liver failure. J Gastroenterol Hepatol, 2010, 25 (3): 583–590.

12.Yu W, Zhao C, Shen C, et al. The efficacy and safety of Nucleos (t) ide analogues in patients with spontaneous acute exacerbation of chronic hepatitis B:A systematic review and meta-analysis. PLoS One, 2013, 8 (6): 65952.

13.Chen J, Han JH, Liu C, et al. Short-term entecavir therapy of chronic severe hepatitis B. Hepatobiliary Pancreat Dis Int, 2009, 8 (3): 261-266.

14.Chen T, He Y, Liu X, et al. Nucleoside analogues improve the short-term and long-term prognosis of patients with hepatitis B virus-related acute-on-chronic liver failure.Clin Exp Med, 2012, 12 (3): 159-164.

15.Ma K, Guo W, Han M, et al. Entecavir treatment prevents disease progression in hepatitis B virus-related acute-on-chronic liver failure: establishment of a novel logistical regression model. Hepatol Int,2012,6(4): 735-743.

16.Zhang X, Liu L, Zhang M, et al. The efficacy and safety of entecavir in patients with chronic hepatitis B-associated liver failure:a meta-analysis. Ann Hepatol, 2015, 14 (2): 150-160.

17.Yu S, Jianqin H, Wei W, et al. The efficacy and safety of ucleos (t) ide analogues in the treatment of HBV-related acute-on-chronic liver failure:a meta-analysis. Ann Hepatol, 2013, 12 (3): 364-372.

18.Lange CM, Bojunga J, Hofmann WP, et al. Severe lactic acidosis during treatment of chronic hepatitis B with entecavir in patients with impaired liver function. Hepatology, 2009, 50 (6): 2001-2006.

19.Marzano A, Marengo A, Marietti M, et al. Lactic acidosis during Entecavir treatment in decompensated hepatitis B virus-related cirrhosis. Dig Liver Dis, 2011, 43 (12): 1027-1028.

20.Shouval D.The pros and cons of lamivudine vs. entecavir in decompensated or severe acute exacerbation of chronic hepatitis B. J Hepatol, 2014, 60 (6): 1108-1109.

21.Garg H, Sarin SK, Kumar M, et al. Tenofovir improves the outcome in patients with spontaneous reactivation of hepatitis B presenting as acute-on-chronic liver failure. Hepatology, 2011, 53 (3): 774–780.

22.Yu S, Jianqin He, Wei W.et al. The efficacy and safety of nucleos (t) ide analogues in the treatment of HBV-related acute-on-chronic liver failure:a meta-analysis. Ann Hepatol, 2013, 12 (3): 364-372.

23.Cui YL, Yan F, Wang YB, et al.Nucleoside analogue can improve the long-term prognosis of patients with hepatitis B virus infection-associated acute on chronic liver failure. Dig Dis Sci.2010, 55 (8): 2373–2380.

24.Lai J, Yan Y, Mai L, et al. Short-term entecavirvs.lamivudine therapy for HBeAg-negative patients with acute-on-chronic hepatitis B liver failure. Hepatobiliary Pancreat Dis Int, 2013, 12 (2): 154–159.

25.Zhang Y, Hu XY, Zhong S, et al. Entecavir vs. lamivudine therapy for naïve patients with spontaneous reactivation of hepatitis B presenting as acute-on-chronic liver failure. World J Gastroenterol, 2014, 20 (16): 4745–4752.

26.Ye XG, Su QM. Effects of entecavir and lamivudine for hepatitis, B decompensated cirrhosis: meta-analysis. World J Gastroenterol, 2013, 19 (39): 6665–6678.

27.Wong VW, Wong GL, Yiu KK, et al. Entecavir treatment in patients with severe acute exacerbation of chronic hepatitis B. J Hepatol, 2011, 54 (2): 236–242.

28.Tsai WL, Chiang PH, Chan HH, et al. Early entecavir treatment for chronic hepatitis B with severe acute exacerbation. Antimicrob Agents Chemother, 2014, 58 (4): 1918–1921.

29.Liaw YF. Management of YMDD mutations during lamivudine therapy in patients with chronic hepatitis B. J Gastroenterol Hepatol, 2002, 17:S333–S337.

30.Liaw YF. The current management of HBV drug resistance. J Clin Virol, 2005, 34:S143–S146.

31.Wong VW, Wong GL, Tsang SW, et al. Long-term follow-up of lamivudine treatment in patients with severe acute exacerbation of hepatitis B e antigen (HBeAg) -positive chronic hepatitis B. Antivir Ther, 2008, 13 (4): 571–579.

32.AASLD position paper: the management of acute liver fsilure: up-date2011[EB/OL]. 2011-09[2011-01-02].http://www.aasld.org/ practiceguildelines/Documents/AcuteliverfailureUpdate2011.pdf.htm.

33.European Association For The Study Of The Liver. EASL clinical practice guidelines: management of chronic hepatitis B virus infection. J Hepatol, 2012, 57 (1), 167–185.

34.Hung CH, Hu TH, Lu SN, et al. Tenofovir versus Entecavir in treatment of chronic hepatitis B virus with severe acute exacerbation. Antimicrob Agents Chemother, 2015, 59 (6): 3168–3173.

35.Fujiwara K, Yasui S, Yokosuka O. Corticosteroid and nucleoside analogue for hepatitis B virus-related acute liver failure. World J Gastroenterol, 2015 , 21 (36): 10485-10486.

36.Bockmann JH, Dandri M, Lüth S, et al. Combined glucocorticoid and antiviral therapy of hepatitis B virus-related liver failure. World J Gastroenterol, 2015, 21 (7): 2214-2219.

肝衰竭并发症治疗的新进展

  肝衰竭并发症是在肝衰竭原发疾病的基础上合并其他系统损伤的一组症候群，其中最常见的有感染、脑水肿、肝性脑病（hepatic encephalopathy，HE）、水电解质酸碱平衡失调、肝肾症候群（hepatorenal syndrome，HRS）、出血和肝肺综合征（hepatopulmonary syndrome，HPS）。急、慢性肝衰竭的病死原因多与并发症相关。肝衰竭合并一种或多种并发症继发其他脏器的损伤，相应脏器损害的病理生理因素又加重了肝脏的进一步损害，形成了"恶性循环"。因此，从治疗效果的角度来看，及早诊断、防治并发症显得特别重要。

31. 继发感染时应避免长期、大量、重复使用抗生素

肝衰竭患者容易继发难于控制的感染。约 80% 的肝衰竭患者有致命性细菌感染，约有 10% 的患者死于细菌感染。继发感染常发生在黄疸上升期、平台期及恢复期的早期，机体处于免疫抑制状态，主要承受内毒素血症的打击，并伴有缺血缺氧，使机体免疫功能低下、肠道微生态失衡、肠黏膜屏障作用降低。常见的感染部位为腹腔、呼吸道、消化道和泌尿道等。因此，选用合理的抗生素，掌握临床经验用药，对最大限度地控制感染，降低肝衰竭的病死率至关重要。

引起感染的菌种复杂多样，常见的感染病原体主要为革兰阴性杆菌、大肠埃希菌、肺炎克雷伯菌。近年来，临床上大量长期重复使用抗生素，主要以 β- 内酰胺酶、头孢菌素类、喹诺酮类、苯唑西林为主，使大肠埃希菌和肺炎克雷伯菌产生超广谱 β- 内酰胺酶，一旦感染这种病原菌很难控制。近 10 年来，由于头孢类抗生素应用的崛起，特别是第三代头孢菌素如头孢曲松、头孢他啶、头孢噻肟、头孢哌酮等，其耐药性发生少，而成为肝衰竭合并感染患者的首选药物，这导致肠球菌属感染的发生明显增

高。同时抗生素品种多、疗程长易导致菌群失调，诱发真菌感染。

约30%肝衰竭继发感染者无临床表现，仅部分有发热及白细胞升高。肝坏死亦常出现此种现象，增加诊断的困难性。目前，对于是否预防性使用抗生素仍尚未达成共识。抗生素在抗感染的同时可因被杀灭的细菌溶解而导致内毒素释放，加重内毒素血症，从而促进肝坏死和各种并发症。预防性使用抗生素虽可减少部分肝衰竭患者发生感染的可能性，但也有研究认为对疾病的预后没有帮助。因此，除了慢性肝衰竭时可酌情口服喹诺酮类作为肠道感染的预防以外，一般不推荐常规预防性使用抗生素。

若不预防性应用抗生素，应连续进行血、尿、痰的真菌和细菌培养，连续拍摄床旁胸部 X 射线片等以监测感染，同时可以适当放宽抗细菌和抗真菌治疗的相应适应证。当患者出现细菌感染征象时，首先应尽量避免使用有肝肾毒性的抗生素，根据细菌培养及药敏试验结果选择药物。在使用强效或联合抗菌药物、激素等治疗的同时，应注意防止真菌二重感染。当继发真菌感染时，首选氟康唑，首剂 400mg，随后 200mg/d，疗程视真菌种类与感染部位而定，一般用 7 ~ 14 天即可。另外，因为两性霉素 B 和 5-氟胞嘧啶有不同程度的肝毒性，如确需选用，应该严密观察肝肾功能等。

32. 应及时、积极抢救脑水肿

脑水肿是指脑实质液体成分增加，导致脑组织体积增大或容量增加的病理现象，是脑组织对各种致病因素的反应，最终可致颅内高压和脑组织损伤。脑水肿是肝衰竭最严重的并发症，由于头颅解剖结构及单供血系统的特殊性，一旦发生脑水肿，如不及时抢救，病死率极高。

脑水肿的发生与肝性脑病的分级相关。Ⅰ～Ⅱ度肝性脑病患者很少出现脑水肿；进展至Ⅲ度，脑水肿发生的危险性升至 25%～35%；而Ⅳ度肝性脑病患者，脑水肿发生的危险性高达65%～75%，甚至更高。颅内压（intracranial pressure，ICP）和脑灌注压（cerebral perfusion pressure，CPP）均是监测脑水肿的指标。关于安装硬膜外 ICP 监测仪的最佳时机，一般主张在Ⅲ级肝性脑病或由Ⅲ级向Ⅳ级过渡时安装，以便及时调整治疗，并作为肝移植与否的参考指标。在 ICP 监测下治疗脑水肿，基本要求是使 ICP 维持在 20～25mmHg 以下，CPP 维持在 50～60mmHg 以上。

对脑水肿的治疗目前主要分为：

（1）高渗性脱水剂：应用甘露醇是治疗脑水肿的主要方法。当 ICP 轻、中度升高，血浆渗透浓度≤320mOsm/L

时，应快速静脉推注甘露醇 0.5 ～ 1g/kg，5 分钟内推完，必要时可重复 1 ～ 2 次以预防 ICP 反跳。反复用甘露醇等综合方法治疗无效者，称为"顽固性 ICP 升高"。此时应考虑用巴比妥静脉注射疗法，但巴比妥盐疗法容易引起低血压，必须在连续监测 ICP 和血压的情况下应用，维持 CPP 在 50 ～ 60mmHg 以上，为最适宜剂量。具体方案是：戊巴比妥 100 ～ 150mg，每 15 分钟静脉推注 1 次，共 1 小时 4 次，然后持续静脉滴注每小时 1 ～ 3mg/kg。增加通气使 $PaCO_2$ 降至 25 ～ 30mmHg 以下，可通过血管收缩减少脑血流，从而快速降低 ICP，但效果短暂。

（2）襻利尿剂：选用呋塞米针剂，通过利尿脱水，减少体内水钠潴留，有效降低颅内压，减轻脑水肿。通常剂量为 20 ～ 40 mg/ 次，静脉滴注或肌内注射，每 4 ～ 6 h 重复使用。襻利尿剂常常与高渗性脱水剂交替使用，加强脱水作用。Roush 等对各种利尿剂的疗效进行比较研究，得出托拉塞米作为一种高效髓襻利尿剂，具有起效迅速、作用持久、量效关系稳定且排钾少等优点，作用远强于呋塞米。因此，托拉塞米逐渐成为肝衰竭合并脑水肿治疗的新选择。

（3）人工肝支持系统（ALSS）：随着近年来肝细胞分离技术的成熟、新型膜材料的改进及治疗观念的改变，人工肝支持治疗逐渐在临床推广应用起来。国内学者正持续不停地探索，为 ALSS 临床推广获得更多有力的循证医学证据而努力。

（4）低温疗法：对于药物治疗无效的肝衰竭并发脑水肿，利用冷毛毯包裹患者，使体温降至 32～34℃，此时颅内压降低，脑灌流量增加，同时可抑制氧化应激反应，减轻肝损伤。

33. 肝性脑病应重视降氨药物的使用

肝性脑病是由急、慢性肝衰竭所致的以代谢紊乱为基础的中枢神经系统功能失调的综合征。轻者表现为性格或行为异常，重者可出现意识障碍，甚至昏迷。根据患者意识障碍程度、神经系统表现和脑电图的改变，通常将其分为 4 期：前驱期、昏迷前期、昏睡期和昏迷期。肝性脑病是肝衰竭严重而常见的并发症之一，其严重程度与预后密切相关。

（1）积极祛除诱因：包括预防和处理上消化道出血、避免高蛋白质饮食、及时预防和控制各种感染、维持电解质酸碱平衡和内环境稳态等。

（2）持续低流量吸氧：给予持续低流量吸氧，改善肝脏和脑组织供氧。

（3）镇静剂的应用：肝衰竭并发 HE 应尽量避免镇静剂的使用。当患者出现明显烦躁或伴抽搐且其他药物无效时，可酌情使用半衰期短的苯二氮䓬类（如地西泮）或苯妥英类镇静药物，但不推荐预防用药。

（4）降氨药物的应用：①抑制肠道细菌，防止细菌分解肠道内蛋白质而产氨，可选用新霉素、甲硝唑等。②为减少肠道产氨及吸收，同时酸化肠道，促进氨的排出，可口服或高位灌肠乳果糖或拉克替醇，控制粪便 pH < 5，但要考虑到应用乳果糖可增加腹胀并对随后的肝移植有影响。③微生态制剂：肝衰竭与肠屏障功能障碍关系密切，是近年来研究的热点。肠源性内毒素血症在肝衰竭的发生和发展过程中起重要作用，微生态制剂的使用备受重视，能起到调节肠道菌群，尤其是减少产氨菌群、促进非产氨菌群的生长，是减少内毒素血症，治疗肝性脑病的一种有效措施。

（5）气管插管与人工肝支持治疗：肝衰竭指南建议Ⅲ度及以上的肝性脑病患者行气管插管。肝衰竭并发肝性脑病且符合人工肝支持治疗的适应证时可酌情使用。

34. 肝移植或肝肾联合移植是目前彻底治愈肝肾综合征的唯一办法

肝肾综合征是肝衰竭最常见的特征性表现之一。其特征性的病理学改变是肾脏血管强烈收缩导致的肾小球滤过率下降，而其他内脏小血管明显扩张，致使全身血管阻力和动脉压下降，表现为少尿或无尿。一旦并发 HRS，则病情发展迅速，生存率极低，是导致重症肝病患者死亡的最常见的原因之一。

（1）一般处理：注意休息，选择高糖和低蛋白饮食。合理控制血压，扩充血容量，避免过度利尿和大量放腹水，避免使用有肾毒性的药物如庆大霉素、新霉素和卡那霉素等，避免应用能抑制前列腺素合成的非激素类抗炎止痛药如吲哚美辛、双氨芬酸等。

（2）药物治疗：2010 年欧洲肝脏研究学会制订的《肝硬化腹水、自发性细菌性腹膜炎及肝肾综合征诊疗指南》指出，特利加压素联合人血白蛋白是治疗 I 型 HRS 的一线药物。对于顽固性低血容量性低血压患者可使用选择性 α-肾上腺素受体激动剂，该药主要通过收缩小动脉和静脉容量血管，增加外周血管阻力，使收缩压和舒张压升高，同时增加肾脏血流量，改善肾功能，治疗时须联合奥曲肽和人血白蛋白。

（3）新技术：肝移植或肝肾联合移植是目前彻底治愈 HRS 的唯一办法。若需要肾脏替代治疗，建议采用连续性肾脏替代治疗（continuous renal replacement therapy，

CRRT），如连续性静脉－静脉血液过滤，而不采用间歇性血液透析，以使血流动力学和颅内压保持稳定，目前对CRRT 是否能提高 HRS 患者的生存率尚存在争议，仅能作为肝衰竭并发 HRS 患者肝移植的一种过渡支持治疗。

35. 推荐使用 H_2 受体阻滞剂或质子泵抑制剂作为预防消化道出血的常规用药

肝衰竭患者常有凝血障碍，其治疗十分棘手，预后也差，应着重预防。早期表现为牙龈或口腔黏膜自发性出血、鼻出血、皮肤紫癜或瘀斑，常可见注射部位渗血，严重时可发生上消化道出血，这与肝衰竭患者有肝硬化基础或因肝组织大块坏死导致门静脉高压，引起门静脉高压性胃病以及食管下段或胃底静脉曲张破裂有关，肝衰竭晚期常合并弥散性血管内凝血（disseminated intravascular coagulation，DIC），可引起全身广泛出血。

《肝衰竭诊治指南（2012 年版）》推荐 H_2 受体拮抗剂（H_2RA）或质子泵抑制剂（PPIs）作为预防消化道出血的常规用药。对于大量出血及出血高危患者，可推荐使用大剂量 PPIs 治疗，如埃索美拉唑 80 mg 静脉滴注，输注速度为 8 mg/h，持续 72 小时。对于轻症门静脉高压性出血患者，首选生长抑素类似物；特利加压素因其不良反应小且可降低门静脉压，也是治疗门脉高压出血的有效药；对于有显著凝血障碍者，输注新鲜冰冻血浆、冷沉淀、重组Ⅶ因子激活物和凝血酶原复合物等以补充凝血因子。当诊断为 DIC 时，立即给予肝素和低分子右旋糖酐等，并补充凝血因子、血小板、新鲜血浆和纤维蛋白原等。此外，研究表明肝衰竭患者多合并维生素 K 缺乏，故建议常规应用维生素 K_1。

36. 肝肺综合征应采取对症治疗

肝肺综合征（HPS）是因肝功能不全引起肺血管扩张、肺气体交换障碍，而导致严重低氧血症及一系列的病理生理变化和临床表现。对于 HPS 常常采取卧床休息等对症治疗，PaO_2 < 80mmHg 时应给予吸氧治疗，通过鼻导管或面罩给予低流量氧（2 ～ 4L/min），必要时可行加压面罩给氧或行气管插管后上同步呼吸机。同时避免快速起床，以防直立性脱氧的发生。

参考文献

1. 中华医学会感染病学分会肝衰竭与人工肝学组，中华医学会肝病学分会重型肝病与人工肝学组.肝衰竭诊治指南（2012 年版）.中华肝脏病杂志，2013，21（3）：177-183.

2. Roush GC，Kayr R，Ernst ME. Diuretics:a review and update. J Cardiovas Pharmacol Ther，2014，19（1）：5-13.

3. 李兰娟．人工肝脏.2 版.杭州：浙江大学出版社，2012：79.

4. Pereira SP，Rowbotham D，Fitt S，et al.Pharmacokinetics and efficacy of oral versus intravenous mixed-micellar phylloquinone（vitamin K1）in severe acute liver disease. Journal of Hepatology，2005，42（3）：365-370.

5. Ho V.Current concepts in the management of hepatopulmonary syndrome.Vascular Health and Risk Management，2008，4（5）：1035-1041.

人工肝是肝衰竭最重要的治疗手段

前面我们提到肝衰竭是指由病毒、药物、毒素等各种因素所引起的严重肝脏损害，是一组以凝血功能障碍和黄疸、肝性脑病、腹水等为主要表现的临床症候群。肝衰竭属临床危急重症，常规内科治疗效果很不理想，病死率高达 50%～80%，其中Ⅳ期肝性脑病患者的病死率更达 90%～95%。肝衰竭的基础和临床研究均面临着许多极具挑战性的课题。为了攻克肝衰竭高病死率的难题，应用人工肝脏（简称人工肝）（artificial liver，AL）治疗肝衰竭的手段应运而生。AL 是指借助一个体外的机械、理化或生物反应装置，清除因肝衰竭产生或增加的各种有害物质，补充需肝脏合成或代谢的蛋白质等必需物质，改善患者水、电解质、酸碱平衡等内环境，暂时辅助或替代肝脏相应的主要功能，直至自体肝细胞再生、肝功能得以恢复，从而提高患者的生存率；而对肝细胞再生不良的晚期肝病患者，人工肝脏则能改善症状，成为肝移植的"桥梁"。

37. 人工肝脏可分为非生物型、生物型、混合型三种类型

人工肝脏有以下三个主要类型（表4）。

（1）非生物型人工肝（NBAL）：是指在肝衰竭治疗中能清除有害物质，补充有益物质，暂时替代肝脏主要功能的各类血液净化装置。包括血浆置换（plasma exchange，PE）、血浆灌流（plasma perfusion，PP）、胆红素吸附（bilirubin absorption，BA）、血液滤过（hemo-filtraion，HF）、血液透析（hemodialysis，HD），以及根据病情不同进行不同组合治疗的李氏非生物型人工肝（Li-NBAL）。Li-NBAL包括肝衰竭合并肝昏迷时PE联合PP，合并肾功能不全时，应用PE联合HD或HF，合并高胆红素血症时，应用PE联合BA。其他非生物型人工肝还有分子吸附再循环系统（molecular adsorbents recirculating system，MARS）、连续白蛋白净化系统（continuousalbuminpurification system，CAPS）、普罗米修斯系统（prometheus system）等。

（2）生物型人工肝（BAL）：指以人工培养的肝细胞为基础所构建的体外生物反应装置，它由细胞源和生物反应器两大部分组成。目前在研究的主要生物型人工肝有 Li-BAL 系统、ELAD 系统、BLSS 系统、RFB 系统等。

（3）混合型人工肝（HAL）：指将非生物型人工肝和生物型人工肝装置结合的系统，它通过非生物型人工肝有效清除毒素，使生物型人工肝的肝细胞能发挥更大的作用，两者的有机组合达到最大程度替代肝脏功能的效果。目前在研究的主要混合型人工肝有 Li-HAL 系统、HepatAssist 系统、MELS 系统、AMC 系统等。

表 4　人工肝脏的分型

分型	主要技术和装置	功能
非生物型	血浆置换、血浆灌流、白蛋白透析、血液滤过、血液透析以及 Li-NBAL、MARS 和普罗米修斯系统	以清除有害物质为主，其中血浆置换还能补充凝血因子等必需物质
生物型	以体外培养肝细胞为基础所构建的体外生物反应装置，主要有 Li-BAL 系统、ELAD 系统、BLSS 系统、RFB 系统等	具有肝脏特异性解毒、生物合成及转化功能
混合型	将非生物型和生物型人工肝脏装置结合应用，主要有 Li-HAL 系统、HepatAssist 系统、MELS 系统、AMC 系统等	兼具非生物型人工肝脏高效的解毒功能和生物型人工肝脏的代谢功能

注：Li-NBAL, Li's non-bioartificial liver；MARS, Molecular adsorbent recycling system；Li-BAL, Li`s bioartificial liver；ELAD, Extracorporeal Liver Assist Device；BLSS, Bioartificial Liver Support System；RFB, Radial Flow Bioreactor；Li`s Hybrid artificial liver, Li-HAL；AMC, Academic Medical Center；MELS, Modular Extracorporeal Liver Support.

38. 在临床上，应根据患者不同情况选择不同人工肝系统单独或联合使用

我们团队于 1986 年开始潜心研究人工肝支持系统，在对肝衰竭的病理生理和病情特点研究的基础上，首次系统地将 PE、PP、HF、HD 等应用于肝衰竭患者的治疗，并创新性地提出：在临床实践中要根据患者的具体病情选择不同人工肝系统单独或联合使用：肝衰竭伴有肝肾综合征时，可选用 PE 联合 HD 或 HF；肝衰竭伴有肝性脑病时，可选用 PE 联合 PP；以高胆红素血症为主倾向的肝衰竭的患者，可选用 BA 或 PE，以减轻胆红素的毒性，改善瘙痒症状；初步形成了 Li-ALS 的体系。实践证明，Li-ALS 不但能有效消除肝衰竭患者体内积蓄的大量有毒物质（包括内毒素、胆红素、胆汁酸、芳香族氨基酸、氨和病毒等），而且能补充蛋白质、凝血因子等必需物质，从而明显提高了肝衰竭的临床治愈好转率（对重型肝炎患者的治疗统计显示：早、中、晚期重型肝炎肝衰竭患者的治愈好转率分别为 90.9%、71.0%、20.5%）。对晚期肝病患者肝移植围手术期进行人工肝治疗，能帮助患者赢得时间接受肝移植治疗，并可改善患者的症状和内环境，对提高移植成功率起到了重要作用。1998 年，关于 Li-ALS 的研究获得国家科技进步二等奖。

在此之后，我们团队进一步发展了 Li-NBAL：在人工

肝方法上，创新性地将孔径只有普通血浆分离器 1/10 的血浆成分分离器直接用于进行选择性血浆置换，这样既能很好地清除肝衰竭患者体内的主要毒素，又更好地纠正了合成功能的下降，并减少了新鲜血浆的用量；将血浆置换与血液滤过联合应用，证明不仅弥补了血浆置换的不足和不良反应，而且更好地清除了中小分子毒素，同时还清除了促炎因子，纠正了促抗炎因子失衡，阻断了全身炎症反应综合征向多脏器功能不全的发展；创建了血浆置换联合血浆灌流和血液滤过等新的联合应用。在具体诊疗时，除了根据不同病情采用不同治疗方法外，还应结合具体病因制订个体化的治疗方案。例如，对于由药物变态反应引起的药物性肝衰竭，以血浆置换为主的组合型人工肝比以吸附为主的组合型人工肝更有效；对于自身免疫性肝病引起的肝衰竭，普通血浆置换在清除免疫球蛋白和免疫复合物方面比选择性血浆置换更有效。2013 年李兰娟教授领衔的"重症肝病诊治的理论创新与技术突破"获国家科技进步一等奖。2015 年郑树森院士和李兰娟院士共同领衔的"终末期肝病综合诊治创新团队"项目，荣膺国家科技进步奖创新团队。

39. 混合型人工肝取得了丰硕的研究成果，是未来肝衰竭治疗的重要手段

非生物型人工肝脏已成为临床上非常有效、实用的治

疗手段，从事人工肝工作的医务人员队伍不断壮大。为了确保人工肝治疗的安全，提高人工肝治疗的质量，2002 年李兰娟院士主持制定了中国的《非生物型人工肝支持系统操作规范和管理制度》，对规范我国非生物型人工肝治疗起到了非常重要的作用，2009 年又重新修订了该指南。目前人工肝技术已在全国 30 余个省市 300 多家医院应用，各家医院结合自己的临床经验，也在不断改进、完善人工肝治疗技术。

这一阶段，欧洲主要的非生物型人工肝装置是 MARS 系统和普罗米修斯系统。MARS 系统是白蛋白透析、吸附以及普通透析的组合应用；普罗米修斯系统是成分血浆分离吸附（fractionated plasma separation and adsorption，FPSA）系统联合高通量血液透析。因 MARS 系统不能补充凝血因子、脂蛋白等机体必需物质，不能明显降低病死率，且价格昂贵，较难推广。2012 年，Kribben A 等的 HELIOS 研究发现 MELD 评分＞30 分的患者在加用了普罗米修斯系统治疗后生存率提高。也有学者认为 Prometheus 系统是两个滤器串联，血液循环回路过于复杂，治疗过程中容易发生管路凝血，且不易操作，是该系统的一大缺陷。

生物型人工肝脏方面，在细胞源和生物反应器两大核心上都取得了重大进展。猪肝细胞、肿瘤源性肝细胞系、永生化肝细胞株、肝干细胞先后被用作细胞源；人们探索了中空纤维型生物反应器、平板单层生物反应器、包裹流化床式生物反应器、灌流型生物反应器等装置，并在生物反应器中增加供氧、温度控制等，以提高肝细胞的活性。随着相关交叉学科的快速发展，纳米、微流控等高新技术已逐渐被引入到反应器的设计当中，生物反应器的性能被不断地改进与优化。一些生物人工肝装置已进行初期临床试验，如 ELAD 系统（extracorporeal liver assist device, ELAD）、BLSS 系统（bioartificial liver support system）、RFB 系统（radical flow bioreactor, RFB）；更多的装置是将生物型人工肝脏与非生物型人工肝脏结合起来的混合型人工肝。

在中国，我们团队在猪肝细胞四步分离法的建立、人源性永生化肝细胞株（HepLi）的构建、肝干细胞的诱导分化、肝细胞的微囊培养、李氏漏斗形流化床生物反应器 (Li's choanoid fluidized bed bioreactor, Li-CFBB)、生物型人工肝 Li-BAL 的动物实验以及混合型人工肝 Li-HAL 的构建等方面做了大量的工作，取得了丰硕的成果。国内还有南京、重庆、北京、佛山、广州等研究中心也开展了一系列生物型或混合型人工肝的相关研究。

目前，人工肝脏已成为临床上治疗肝衰竭最重要的治疗手段。

新型李氏人工肝的原理和使用方法

  我们团队于 1986 年率先创建的根据不同病情进行不同组合的李氏人工肝系统，不仅能有效清除肝衰竭患者体内积蓄的大量有毒物质，而且能补充蛋白质、凝血因子等必需物质，显著提高了肝衰竭的临床治愈好转率，在全国得到了广泛的推广应用。研究成果获得 1998 年国家科技进步奖二等奖。此后历经 30 年的不断发展和创新，迄今已经形成了临床方案系统化、技术操作标准化、治疗模块集成化的新型李氏人工肝系统（Li-ALS）。以新型李氏人工肝研究成果为核心内容的《重症肝病诊治研究的理论创新和技术突破》项目获得 2013 年国家科技进步奖一等奖。

40.Li-ALS 集成了血液净化技术，对重型肝炎肝衰竭疗效独特

Li-ALS 参照现代血液净化的原理并根据肝衰竭不同病因、发病机制和临床特征有机结合并系统集成了血浆置换、持续透析、滤过吸附等一系列血液净化技术，对治疗重型肝炎肝衰竭具有独特的疗效。Li-ALS 使人工肝治疗更加规范化、标准化，简化了临床治疗流程，减少了对血浆的依赖性，提高了临床治疗效果，拓宽了人工肝适应证和技术推广的适宜性。

新型李氏人工肝的原理如图 2 所示。Li-ALS 有机偶联血浆分离、选择性血浆置换、吸附、滤过四个功能单元，结合自主研发的双腔循环池或血浆储存袋，提高循环效能和疗效。Li-ALS 以小剂量血浆置换为基础，通过对置换

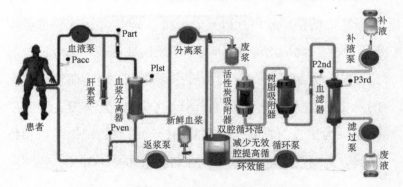

图 2　新型李氏人工肝原理图

过程中的废弃血浆进行血浆吸附（阴离子树脂、活性炭吸附）、血液滤过多次循环，减少新鲜血浆用量，同时全面清除血浆中各种有毒物质，能实现解毒代谢、合成和平衡功能。

（1）解毒代谢功能：清除胆红素、血氨、芳香族氨基酸、内毒素等多种有害物质。

（2）合成功能：补充白蛋白、凝血因子等有益物质。

（3）平衡功能：保持水电解质酸碱平衡。

在 Li-ALS 的方法设计中，Li-ALS 采用非选择性血浆分离器进行血浆置换，同时分离自体血浆，其中一部分血浆作为循环介质来构建次级的血浆净化循环。其多循环净化循环用高通量滤过器与吸附柱串联对血浆进行净化，既减轻了后续吸附器的负担，又能兼顾清除肝衰竭所产生的小分子、中分子及蛋白结合的各种炎症因子、大分子毒素等，使得整个系统净化效率大为提高。

41. Li-ALS 的特点

与 MARS 原理相比，Li-ALS 具有如下特点。

（1）李氏人工肝系统的血浆循环吸附滤过循环采用自体血浆作为净化循环介质，与普罗米修斯系统的成分血浆

分离吸附相似，而不同于 MARS 系统需使用高浓度白蛋白
（20%），相比而言成本更低，更容易实施。

(2)净化循环中的吸附剂采用阴离子交换树脂联合活性
炭吸附，以增强对肝衰竭相关的毒素吸附能力，与 MARS
系统相似。但 MARS 白蛋白净化循环中采用的是用低通量
血液透析器清除小分子毒素，而在新型李氏人工肝系统中
采用的是一个对中低分子量毒素（1000 ～ 10 000 Da）清
除能力较强的高通量血滤器，这使得毒素清除能力得以扩
宽，并能有效地维持水电解质平衡。

（3）MARS 的白蛋白净化循环与血液循环采用白蛋白
竞争性结合与血液透析的方式交换清除毒素，蛋白结合毒
素的清除效率受到 MARS 膜转移效率的限制，而李氏人工
肝系统中净化循环与主循环以非选择性血浆置换的方式连
接，在 6 小时的治疗过程中对于蛋白结合毒素的清除持续而
稳定。

42. Li-ALS 的治疗流程与临床效果

在临床治疗中，Li-ALS 治疗流程如下。肝衰竭患者的
血液通过血浆分离器后分离出肝衰竭血浆，分离出的废弃
血浆被收集在双腔储液袋，同时补充相应的新鲜血浆。双

腔储液袋由一大一小两个医用 PVP 袋顶端黏合嵌套组成，这样的构造形成了两个分离的腔体（内腔和外腔）用来储存血浆。外腔用来收集分离出来的肝衰竭血浆，而内腔则用来收集经过血浆过滤和吸附净化后的血浆，该方法解决了复杂治疗方式联合后体外循环容量过大这一问题，使得治疗更便捷安全。两个腔体之间通过从内到外的单向活瓣连接，这样避免外腔肝衰竭血浆进入内腔。双腔储液袋外腔收集到一定的废弃血浆后，将其中的一半废弃血浆丢弃，剩余的一半用于血浆吸附滤过的循环介质。血浆通过高通量血滤器进行高通量血滤，滤过采用后稀释模式，然后依次经过血液灌流器和树脂吸附器，最终回到双腔储液袋的内腔，即为净化后的血浆，这部分血浆以与相同的分离速率从内腔返回到主循环再回到患者体内。

因为双腔储液袋在使用时保持悬挂状态，内腔储存的净化后部分血浆在重力作用下会自然地通过沟通内外腔的单向活瓣流到外腔，以保证内外腔液面高度的基本一致。从内腔中流出的净化过的血浆将与新分离的肝衰竭血浆混合，再次经过滤过和吸附过程，实现血浆的反复多次净化。因为净化循环的液体流速 10 倍于废弃血浆分离的速度，这样通过运行时液体流速差的构建实现了肝衰竭患者的血浆在体外多次流经吸附滤过净化循环，形成高效循环通路，避免无效循环，使得血浆的净化效率大大提高，从而可以发挥出更佳的治疗效果。

2012年我们团队与山东威海威高集团建立人工肝合作中心，开展李氏人工肝的产业化研发。因为新型李氏人工肝系统设计独特，功能复杂，尤其对于体外循环的动力支持要求较高（需要6个蠕动泵提供循环动力），目前已上市的人工肝仪器设备中尚无产品能完整支持该系统运行。为了给新型李氏人工肝治疗系统提供一个可靠的运行平台，我们设计并研发了一台具有自主知识产权、可产业化生产的新型多功能人工肝设备工程机，同时开发了一整套与新疗法配套的人工肝治疗管路，为新型李氏人工肝系统的疗效评估以及将来的临床推广提供了坚实的基础。

新型人工肝治疗设备（Li-ALS-WG-I）的控制中枢由一台工控机控制，通过模块化单元设计，各单元信号可通过RS485总线得到整合。仪器配备1个触摸屏显示器、6个蠕动泵、1个微量注射泵、3个微量气泵、3个称重单元、1个加热单元、1个漏血传感器、6个压力传感器、3个液位传感器、3个气泡传感器、6个夹管阀及4个夹持柱。该设备的配套软件可为使用者提供操作指导，在运行过程中可完成实时状态监测和调节。治疗过程中的所有运行参数值及监测指标均会被系统自动记录并存储。同时，我们团队还设计制作了 Li-ALS 的配套管路。具体如图 3。

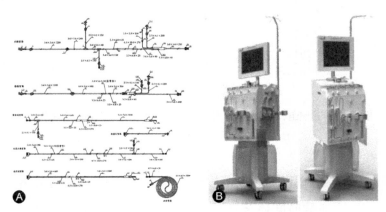

图 3　新型李氏人工肝系统配套仪器设备及管路
A.配套治疗管路设计参数图；B.新型人工肝治疗设备（Li–ALS–WG–I）示意图。

最近，我们团队利用 D- 氨基半乳糖建立猪肝衰竭模型，基于自主研制的李氏人工肝治疗仪，对 Li-ALS 进行了系统性的疗效评估，结果显示 Li-ALS 治疗组生存时间显著延长。急性肝衰竭对照组动物的生存时间波动在 54～65 小时，平均生存时间为（60±2）小时，而血浆循环吸附滤过治疗组、低剂量血浆置换组和李氏人工肝治疗组的平均生存时间分别为（74±2）小时、（75±2）小时和（90±3）小时（图4）。

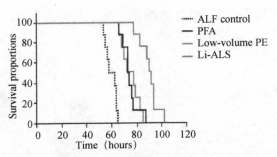

图4　ALF对照组、血浆循环吸附滤过组、低剂量血浆置换和李氏非生物
人工肝组的生存曲线

　　李氏人工肝治疗之后，动物的凝血功能得到显著改善，凝血酶时间显著下降，纤维蛋白原水平显著升高，血清肝酶、胆红素、胆汁酸、血氨水平显著下降，电解质水平保持稳定，炎症因子上升趋势得到明显缓解，死后肝组织病理提示肝脏增生明显，Ki-67标志指数较对照组显著升高（图5、图6）。这些结果表明，Li-ALS治疗能有效去除肝衰竭过程中蓄积的大量毒性物质，改善凝血功能，阻止肝细胞的进一步损伤，维持一个稳定的内部环境，平衡炎性细胞因子，抑制肝细胞凋亡和坏死，促进肝再生。该成果发表于国际肝脏领域顶级期刊《肝脏病学杂志》[Journal of Hepatology（IF 11.4）]。近期利用大动物肝衰竭模型与MARS系统的对照试验表明，Li-ALS在促进肝细胞再生、延长生存率等方面也均优于MARS。

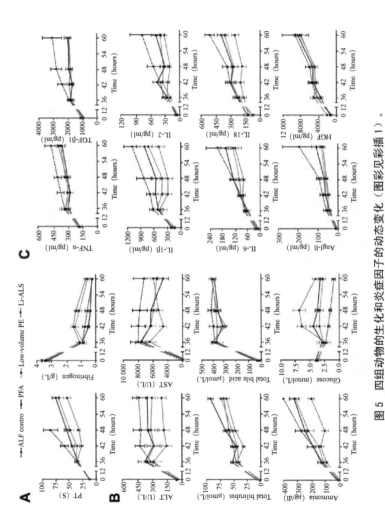

图 5　四组动物的生化和炎症因子的动态变化（图彩见彩插 1）。

A.PT 和纤维蛋白原。B.ALT、AST、总胆红素、血氨和血糖。C.TNF-α、TGF-β1、IL-1β、IL-2、IL-6、IL-18、Ang-Ⅱ和 HGF。

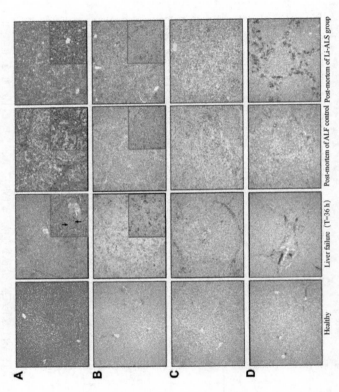

图 6 李氏非生物人工肝治疗后肝脏组织的病理变化（采图见彩插 2）

A. 肝脏组织的病理变化。B. Caspase-3 免疫组化染色。C. Ki-67 免疫组化染色。D. CK7 免疫组化染色。

人工肝的适应证和相对禁忌证

43. 非生物型人工肝治疗的适应证

各种原因引起的肝衰竭早、中期，以PTA介于20%～40%的患者为宜；晚期肝衰竭患者病情重、并发症多，应权衡利弊，慎重进行治疗，同时积极寻求肝移植机会。也适用于终末期肝病肝移植术前等待肝源、肝移植术后排异反应及移植肝无功能期的患者；严重胆汁淤积性肝病经内科药物治疗效果欠佳者、各种原因引起的严重高胆红素血症者。

44. 非生物型人工肝治疗的相对禁忌证

活动性出血或弥散性血管内凝血者。对治疗过程中所用血制品或药品如血浆、肝素和鱼精蛋白等严重过敏者。血流动力学不稳定者。心脑血管意外所致梗死非稳定期者。血管外溶血者。严重的脓毒症者。

新型李氏人工肝疗效优于 MARS

　　非生物人工肝是目前广泛应用于临床肝衰竭治疗的人工肝技术。不同的血液基本净化技术对不同分子量的物质清除能力各不相同，单一的血液净化手段往往难以完全替代肝脏的各方面功能，目前非生物人工肝治疗的发展趋势已从单一的血液净化方法向多种净化手段相联合或序贯治疗发展。各种血液净化手段相联合，能有效地拓宽毒素的清除范围，提高血液净化的能力，实现各手段之间的优势互补（表5）。

表5　不同人工肝技术在治疗肝衰竭上的作用

人工肝技术	主要作用
血液透析	清除氨、假性神经递质、GABA、肌酐、尿素氮，纠正电解质紊乱

血液滤过	清除细胞因子、中分子物质、氨、GABA、肌酐、尿素氮，纠正电解质紊乱
血浆置换	清除芳香族氨基酸、胆酸、胆红素、内毒素、一氧化氮、细胞因子、吲哚类、硫醇、短链脂肪酸，补充凝血因子和蛋白质
血浆灌流	清除氨、胆酸、胆红素、细胞因子、硫醇、酚类
白蛋白透析	清除胆红素、胆汁酸、短链脂肪酸、吲哚、硫醇等

　　国际上一些基于全面清除蛋白结合毒素和水溶性毒素的血液净化新系统不断涌现，如：Biologic-DT（生物透析吸附治疗系统）、MARS（白蛋白分子吸附再循环系统）、CAPS（连续白蛋白净化系统）、Prometheus（成分血浆分离吸附联合血液透析系统）、CPFA（配对血浆滤过吸附系统）、PFAD（血浆滤过吸附透析系统）等，这些系统的提出有力推动了血液净化技术与人工肝的进一步结合。

　　目前国外最常用的人工肝治疗系统是 MARS。MARS于 1999 年在欧洲正式进入临床，目前多中心临床研究显示MARS 能全面清除蛋白结合毒素及水溶性毒素，降低颅内压、改善肾功能，调节水、电解质与酸碱平衡紊乱，改善单核细胞的免疫功能，防止多器官脏器衰竭的发生等。但是 MARS 不能补充凝血因子、脂蛋白等机体必需物质，难以完成肝脏合成功能的替代，且治疗过程中消耗大量白蛋白，成本较高，疗效难以令人满意。2009 年报道的法国一项多中心随机对照试验（FULMAR 研究）比较了 MARS 与标准药物治疗（SMT）对于符合肝移植标准的急性肝衰竭患者的治疗效果，其中有 53 例患者接受 MARS 治疗，而 49 例接受 SMT，两组间 6 个月的生存率（84.9% *vs.* 75.5%）没有统计差异。另一项关于 MARS 治疗慢加急性肝衰竭的多中心随机对照试验（RELIEF 研究）报道，189 名慢加急性肝衰竭患者被随机分为 MARS 与 SMT 两组，研究显示 MARS 治疗显著改善了肝衰竭患者的肌酐、胆红素水平，改善肝性脑病症状，但两组间 28 天生存率没有明显差异（40.8% *vs.* 40%）。

在国内，肝衰竭的治疗主要采用以 PE 或者 PE 联合 HD、HF、PP 等治疗方法为主，但往往因为血浆供应紧张，大量的患者得不到及时有效的救治。我们团队新构建 Li-ALS 有机偶联血浆分离、选择性血浆置换、吸附、滤过四个功能单元，大幅度减少了治疗过程中的血浆需要量，同时能全面清除血浆中各种有毒物质，能实现解毒代谢、合成、免疫调节和维持水电解质的平衡。

从系统构造上，Li-ALS 与 MARS 有一定相似性，但存在明显的优势（见图 7 与表 6）。

（1）Li-ALS 在血浆循环吸附滤过这一净化循环前加入

了小剂量血浆置换单元，能有效发挥血浆置换的优势，快
速清除各类毒素，平衡各类细胞因子水平，实现解毒和免
疫调节，并补充凝血因子和蛋白质，实现肝脏合成功能替
代；相比之下，MARS 对于大分子毒素物质和细胞因子的
清除因为受 MARS flux 膜孔径限制，存在明显缺陷，且
MARS 缺乏肝脏合成功能的替代能力。

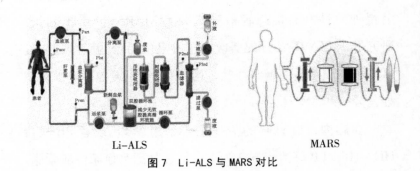

Li-ALS   MARS

图 7 Li-ALS 与 MARS 对比

表 6 Li-ALS 与 MARS 的比较

Li-ALS	MARS
个体化单元选择治疗	治疗模式固定单一
能补充新鲜血浆及其他有益物质	不能补充新鲜血浆，需大量白蛋白
费用较低（每次治疗约 15 000 元）	费用高（每次治疗约 20 000 元）

(2) Li-ALS 的血浆循环吸附滤过循环与 MARS 的白
蛋白净化循环相比，Li-ALS 的血浆循环吸附滤过循环的循

环介质采用血浆置换单元废弃的部分自体血浆，而 MARS 则使用高浓度白蛋白（20%）500～600ml，成本高昂，且不能重复利用。

（3）Li-ALS 的吸附环节与 MARS 相似，均采用活性炭加阴离子树脂吸附柱联合，但 Li-ALS 净化循环采用的是高通量血滤器来进行血液滤过，在有效维持水、电解质平衡的同时能兼顾清除中低分子量各类毒素和细胞因子（1000～10 000 Da），对于肝衰竭患者更加适用，MARS 白蛋白净化循环中采用的是低通量血液透析器清除小分子毒素，毒素清除范围较 Li-ALS 弱。

最近，我们团队采用猪肝衰竭模型，通过随机对照研究的方法，评估了 Li-ALS 和 MARS 治疗急性肝衰竭的治疗效果。实验选取 24 只体重为 23～30 kg 的中国实验小型猪，通过 D- 氨基半乳糖（1.3g/kg）静脉注射建立猪急性肝衰竭模型。造模后实验动物随机分为急性肝衰竭对照组（$n=8$）、MARS 治疗组（$n=8$）、Li-ALS 治疗组（$n=8$）3 组，并于造模后 36 小时开始持续 6 小时的干预治疗。实验研究表明，Li-ALS 治疗组动物生存时间显著长于 MARS 治疗组和急性肝衰竭对照组，急性肝衰竭对照组动物的生存时间为（61.6±2.1）小时，而 MARS 治疗组和 Li-ALS 治疗组生存时间分别为（73.5±2.2）小时、（89.1±3.8）小时（图 8）。

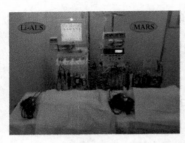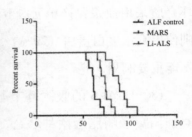

图 8　Li-ALS 和 MARS 治疗急性肝衰竭随机对照实验

Kaplan-Meier 生存分析提示，MARS 及 Li-ALS 治疗均能够显著延长急性肝衰竭动物的生存时间（$p < 0.001$）；Li-ALS 治疗组动物的生存时间长于 MARS 治疗组（$p < 0.01$）。

Li-ALS 治疗能够明显缩短急性肝衰竭动物的凝血酶原时间，提高纤维蛋白原水平，纠正凝血功能障碍；MARS 治疗对凝血功能没有改善。Li-ALS 与 MARS 均能够显著改善急性肝衰竭动物的血清生化指标（胆汁酸、胆红素），降低血氨水平，改善肝性脑病。Li-ALS 能够有效地清除急性肝衰竭动物血清中的 TNF-α、TGF-β_1、Ang-II 等多种炎症因子，同时不影响血清中 HGF 的水平，其细胞因子清除能力显著强于 MARS。Li-ALS 治疗后急性肝衰竭动物的肝脏组织炎症及坏死程度明显减轻，肝细胞再生明显增加（图 9、图 10）。

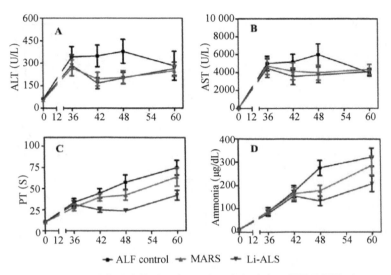

图 9　三组动物治疗前后肝酶、凝血、血氨改变（彩图见彩插 3）

通过中国实验小型猪的急性肝衰竭模型进行的 Li-ALS 和 MARS 的疗效对比研究提示，相比于 MARS，Li-ALS 不仅能够更加全面地清除肝衰竭动物体内的各类有害物质尤其是炎症细胞因子，抑制肝脏炎症，改善肝性脑病，而且能够显著纠正肝衰竭动物的合成障碍，从而最大限度地替代了肝脏的功能，为肝脏的再生创造了有利条件。Li-ALS 是一种安全、有效的新型人工肝治疗系统。

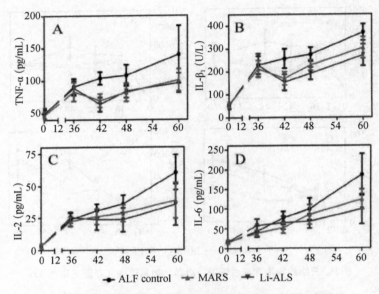

图 10 三组动物治疗前后部分细胞因子改变（彩图见彩插 4）

李氏人工肝在肝移植围手术期的应用

45. 李氏人工肝在肝移植手术前应用可增强患者手术耐受力，降低手术风险

尽管随着肝移植技术的成熟和发展，越来越多的终末期肝病患者通过肝移植治疗挽回了生命，但由于供肝等待时间的被动性，不少重症患者在等待期间由于原发疾病的恶化或继发其他系统的严重并发症而死亡，即使勉强接受了肝移植，其围手术期病死率也较高。故如何降低等待期间的受者病死率，进一步提高危重受者肝移植术后的存活

率，成为日益受到关注的问题。

出于此目的，国内外学者开始在肝移植术前尝试应用人工肝技术。国内外研究证明，术前行人工肝治疗的肝衰竭患者在肝移植围手术期的病死率低于术前未行人工肝治疗的患者，术后诸如严重感染、肾功能不全、颅内出血等严重并发症的发生率也显著低于后者。随着李氏人工肝技术在全国的推广应用，近年来我国多家肝移植中心均对肝移植受者进行了术前人工肝治疗，取得了较好的疗效。李氏人工肝为肝移植的顺利实施提供了有效保障。

李氏人工肝支持治疗不仅可以改善患者全身情况，改善其肝功能与肾功能，纠正凝血功能异常，纠正高胆红素血症，降低 MELD 评分，还可以有效降低其内毒素及其他多种炎症因子的水平，并纠正水、电解质酸碱紊乱，减轻肝性脑病患者脑水肿的程度，从而增强患者手术耐受力，为手术降低风险，同时也为这些潜在受者延长等待时间，缓解各种终末期肝病，尤其是减缓急性肝衰竭患者在供肝等待时间上的压力，创造更多移植机会，也使手术的其他准备工作更加完善。所以，李氏人工肝支持治疗是为重症肝病患者与肝移植之间架起的桥梁，可以在病情和时间上为肝移植创造有利条件。

对于诸如急性肝衰竭的重症患者，我们应将李氏人工肝作为肝移植术前积极准备的重要组成部分。当由于供肝缺乏而无条件行紧急移植时，应积极实施抢救性人工肝治疗来替代肝功能，为等待适宜供肝赢得宝贵时间。

另一方面，由于李氏人工肝治疗可有效降低肝移植围手术期病死率和各种并发症的发生率，从这个意义上来说，李氏人工肝治疗也在一定程度上拓宽了肝衰竭肝移植的指征，为更多的危重患者创造了通过肝移植而获得新生的机会。

综上所述，李氏人工肝技术改善了危重症肝病患者等待肝移植期间的病情，在时间上为更多危重患者创造了肝移植的机会。但我们也应该通过临床经验分析和预测患者可以通过人工肝治疗彻底恢复的可能性，若不能通过人工肝及时好转，各种指标只是一过性改善，患者自身肝细胞修复困难，临床指标和症状反复，仍需及时行肝移植治疗。

46. 李氏人工肝在肝移植手术后应用可显著改善移植肝功能和排斥反应

虽然肝移植挽救了无数重症肝病患者的生命，但术后由于各种原因导致的移植肝功能恢复迟缓、移植肝功能不全甚至移植肝无功能成为影响肝移植术后人肝存活率的重要原因之一。移植肝功能恢复是否顺利、肝功能是否能长期保持正常范围是评价肝移植成功与否的最基本、最重要的条件。因此，当出现上述问题后，李氏人工肝仍然可以作为有效的治疗手段之一，为肝移植保驾护航。

（1）人工肝治疗可显著改善移植肝功能：由于肝移植属于大器官移植，手术复杂、手术时间长、创伤严重、术中失血量大，术中和术后易发生休克、感染、肾功能不全甚至多器官功能不全，继而影响到移植肝功能的恢复，出现移植肝功能恢复迟缓，而移植肝功能的恢复不良又可以影响到患者全身状况的改善，因此出现恶性循环而加重病情。对于此种情况，积极有效的人工肝治疗，可以显著改善患者的移植肝功能，加快移植肝功能恢复的时间，帮助患者平稳度过术后早期的高危时期，降低各种严重并发症的发生率，改善人肝存活率。

（2）人工肝提高再次肝移植成功率：原发性移植物无功能（primary graft nonfunction，PNF）是肝移植术后最凶险的少见并发症之一。由于缺乏公认、客观的诊断标准，文献所报道的 PNF 发病率很不一致，大多在 2%～10% 之间，可能的原因包括边缘性供肝、供肝冷热、缺血时间等因素。PNF 常发生在术后数小时至数日内。简单地说，PNF 代表了无明确病因的血管再通后不久发生的移植肝功能衰竭。PNF 不同于某些可逆转的移植肝功能恢复不良，PNF无法逆转且会不断恶化而危及患者生命。临床表现为急性起病、血清转氨酶及胆红素水平迅速上升、移植肝分泌白胆汁或分泌胆汁量稀少，并继发严重的凝血功能异常，以及神经系统、肾功能和呼吸系统等多脏器功能紊乱，出现严重的水、电解质、酸碱紊乱，病死率极高。在排除了急性排异反应、血管并发症、胆道并发症等常见原因后，出现上述不明原因的移植肝功能急剧恶化，就应考虑到PNF的可能性。目前绝大多数研究表明，及时进行再次肝移植是唯一可能挽救患者生命的方法。李氏人工肝在这类患者等待再次移植期间，同样可以发挥重要作用，通过改善患者全身状况，为再次肝移植创造时间和更有利的身体条件，提高再次肝移植的成功率。

（3）人工肝治疗改善移植肝排斥反应：根据排斥反应发生的时间，肝移植术后排斥反应可分为超急性排斥反应、急性排斥反应和慢性排斥反应；根据不同的免疫激活机制，又可以分为体液性排斥反应和细胞性排斥反应。无论何种排斥反应，在常规抗排异治疗无法好转时，均可以通过李氏人工肝治疗改善患者的肝功能及一般情况。少部分患者由于排斥反应严重且迁延不愈，如激素耐药性排斥反应，往往需要行再次肝移植治疗，在等待再次肝移植期间李氏人工肝仍然不失为可以选择的治疗手段，为再次肝移植创造时间和条件，提高患者再次肝移植术后的存活率。

参考文献

1.Xu X，Liu X，Ling Q，et al. Artificial liver support system combined with liver transplantation in the treatment of patients with acute-on-chronic liver failure. PLoS One，2013，8（3）：e58738.

李氏人工肝在重症 H7N9 患者救治中的作用

　　我们团队长期研究、开发和推广李氏人工肝技术，降低重型肝炎的病死率。李氏人工肝整合、应用多种血液净化技术，随着疗效机制的研究不断加深，技术不断更新和完善，李氏人工肝技术也被应用于非肝衰竭患者的救治中。

　　2013 年，当人感染 H7N9 禽流感危重症患者病情急速恶化、生命难以为继时，我们团队根据李氏人工肝的原理，首创地将人工肝技术用于人感染 H7N9 禽流感重症患者的救治，旨在清除细胞因子等炎症介质，恢复机体免疫稳态；

改善体内代谢谱紊乱状态；有利于容量精准管理和维持酸碱及水电解质平衡；稳定血流动力学；改善受损的肝、肾等脏器功能；提高了救治的成功率。

李氏人工肝在人感染 H7N9 禽流感救治中的作用主要体现在以下方面。

47. 清除细胞因子

"细胞因子风暴"是引起急性肺损伤、启动多器官功能衰竭和导致 H7N9 禽流感患者死亡的主要原因之一。我们团队曾在《柳叶刀》(The Lancet) 杂志上报道了人感染 H7N9 禽流感重症者有类似 SARS 病毒感染的"细胞因子风暴"现象，数十种细胞因子和趋化因子水平明显升高，并与疾病严重程度正相关。在重症流感病毒所致肺炎的治疗中，除了抗病毒治疗外，针对细胞因子的治疗备受瞩目。

近 20 年来，血液净化技术，包括血液滤过、血浆置换、吸附技术以及各种组合装置，一直被研究用来清除血液中的炎症因子，用于败血症、MODS 以及其他危重病患者。2013 年，Atan R 等曾系统分析了不同的血液净化技术对细胞因子的清除能力，他的结论是：高通量的血液滤过、血浆置换、体外人工肝支持技术比标准的血液滤过能更有效地清除细胞因子。

2013 年 4 ~ 6 月，我们团队应用人工肝方法抢救了 16 例疾病快速进展并检测到细胞因子风暴的危重症 H7N9 禽流感患者。采用李氏人工肝方法为：血浆置换联合持续静脉 – 静脉滤过（CVVH）。具体治疗过程如下：起始治疗时先进行一次血浆置换，48 小时后再进行一次血浆置换，其他治疗时间内进行持续的 CVVH，这样的治疗过程共持续 96 小时，作为一个人工肝疗程。后续如果患者有肾功能不全或容量负荷过重的情况，则继续进行血液滤过，直至患者的情况改善为止。

用 Luminex 的液体芯片检测了患者在人工肝治疗的 0 小时、3 小时、24 小时、48 小时、51 小时以及 4 天、11 天血标本的 27 种细胞因子的变化。与健康对照组相比，这 16 位重症 H7N9 禽流感患者在人工肝治疗前几乎所有 27 种细胞因子均升高（$P < 0.05$）（除了 IL-15 和 Eotaxin）。治疗 4 天以后，几乎所有的细胞因子水平均下降（图 11）。

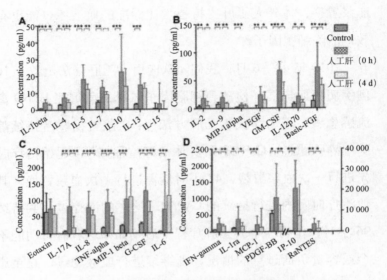

图 11　人工肝治疗前和治疗 4 天后的血浆 27 种细胞因子水平变化
（彩图见彩插 5）

注：*P < 0.05，** P < 0.01，*** P < 0.0001。

　　将治疗前的细胞因子水平与治疗 4 天后的进行对照研究，可见有 17 种细胞因子水平出现明显下降（P < 0.05），包括 IL-1 beta、IL-2、IL-4、IL-5、IL-9、IL-12p70、VEGF、GM-CSF、Basic-FGF、G-CSF、IL-17、IL-8、TNF-alpha、IFN-gamma、IL-1 ra、PDGF-bb 和 RANTES。图 12 显示了这 17 种细胞因子（中位值）在人工肝治疗中和治疗后的动态变化曲线。从图中可见，人工肝治疗 3 小时后，细胞因子水平就显著下降，并在此后一直保持在较低的水平上。

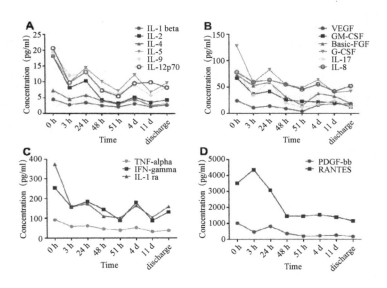

图 12　人感染 H7N9 禽流感患者在人工肝治疗期间、治疗后的细胞因子变化
曲线（彩图见彩插 6）

48. 精准管理容量

H7N9 禽流感患者以老人为主，中位年龄在 60 岁以上，多有基础疾病，如糖尿病、COPD、高血压；常有严重并发症，如急性呼吸窘迫综合征、休克、急性肾损伤等，76.6% 的患者入住重症监护室，58.6% 的患者使用呼吸机治疗。精准的容量管理对这些患者来说意义重大。容量不足，可造成组织低灌注，导致全身器官功能的损害；容量超负荷，可引起心力衰竭、肺水肿，加重低氧血症，阻碍

组织利用氧。

包含有血液滤过的人工肝治疗可实现精准的容量管理，及时纠正液体的超负荷状态，减少间质水肿，改善低氧血症；纠正乳酸性酸中毒，预防病理生理紊乱进一步恶化，减少 MODS 的发生，从而降低病死率。这种结合了预防理念的治疗策略，比在病情进展成为既成事实之后再设法纠正更为合理。

49. 改善血流动力学

既往的研究发现，血浆置换在治疗危重病患者时，发现血浆置换有稳定血流动力学的作用。我院曾收治一名 86 岁的危重型禽流感患者，入院时需要 0.5mg/h 的去甲肾上腺素和 1mg/h 的肾上腺素来维持血压稳定，在人工肝（血浆置换阶段）治疗 2 小时后，他的血流动力学得到了改善，去甲肾上腺素用量开始减少。在用人工肝治疗其他有血压不稳症状的禽流感患者的过程中，其血流动力学均不同程度地得到了改善。

50. 替代肝脏、肾脏功能

如前所述，禽流感患者病情危重，易发展为 MODS。

对其中肝、肾功能不全的患者来说，由血浆置换和血液滤过组成的人工肝治疗，能很好地起到肝脏、肾脏功能的替代作用。

我院除了在 H7N9 禽流感疾病的早期进行人工肝治疗以清除炎症介质、稳定内环境之外，在该疾病中晚期的诊治中也继续秉承李氏人工肝的核心理念，即在临床实践中要根据患者的具体病情采用不同血液净化技术方案。如当人工肺支持的患者出现 DIC，采用血浆置换方法进行治疗；出现容量超负荷或肾功能衰竭时，单纯采用血液滤过的治疗等。

禽流感疾病的出现，是对人类现有医疗技术的挑战。在尚无特效药的情况下，我们对该疾病的发病机制和病情进展进行了深入研究，根据血液净化的基本机理，运用人工肝技术抢救 H7N9 禽流感患者，旨在提高 H7N9 禽流感的患者的存活率，取得了一定的疗效，为今后彻底攻克该疾病积累了经验。

参考文献

1. Chen Y, Liang W, Yang S, et al. Human infections with the emerging avian influenza A H7N9 virus from wet market poultry: clinical analysis and characterisation of viral genome.The Lancet, 2013, 381 (9881):

1916-1925.

2. Atan R, Crosbie D, Bellomo R.Techniques of extracorporeal cytokine removal: a systematic review of human studies. Ren Fail, 2013, 35 (8): 1061-1070.

3. Atan R, Crosbie D, Bellomo R.Techniques of extracorporeal cytokine removal: a systematic review of the literature. Blood Purif, 2012, 33 (1-3): 88-100.

4. Liu X, Zhang Y, Xu X, et al. Evaluation of plasma exchange and continuous veno-venous hemofiltration for the treatment of severe avian influenza A (H7N9): a cohort study. Therapeutic Apheresis and Dialysis, 2015, 19 (2): 178-184.

肝衰竭的预后因素及预后预测模型

每年约 1% 的乙型肝炎患者发展为肝衰竭。肝衰竭患者病情重，病情进展快，并发症多，预后差，病死率高，尽管监护技术和支持疗法不断进步，但内科保守治疗的病死率仍比较高。在肝衰竭患者中，肝脏损伤与再生之间的消长是影响其预后的决定性因素。国外研究显示不移植的乙肝急性肝衰竭患者病死率达 75%，随着人工肝技术和抗病毒治疗的开展，对乙肝肝衰竭患者肝脏损伤的阻断达到了极高的水平，但根据我国"十一五国家科技重大专项重型乙型肝炎（肝衰竭）临床治疗新方案"的研究显示乙肝慢加急性肝衰竭患者 4 周病死率仍高达 46.6%。在临床实践中，很多经过内科综合治疗仍不能好转的乙肝慢加急性肝衰竭患者，会经历一段较长时间的"亚平衡状态"，即无明显并发症、肝脏损伤因素基本消除、肝脏再生能力极差，必须通过人工肝治疗维持内环境的相对稳定。这种状态通常是病情演变的一个平台期，并根据患者的肝脏再生能力产生两种结局：好转或死亡。

准确估计肝衰竭的预后，对于选择合适的治疗手段和最佳的治疗时间十分重要，能够明显降低患者的病死率，改善预后。肝衰竭尚缺乏敏感、可靠的临床评估指标或体系。

51. 影响肝衰竭预后的因素有多种

文献报道单因素指标如：总胆红素、凝血酶原时间、胆碱酯酶、总胆固醇、甲胎蛋白、白蛋白、动脉血乳酸、血清 Gc 蛋白、铁蛋白、血脂、血清钠、AST/PLT、肌酐等均对预后有预测价值。这些生化指标代表了肝衰竭的不同侧面。其中甲胎蛋白是肝细胞再生的标志物，铁蛋白是细胞坏死的标志物，Gc 蛋白清除则与多器官衰竭的部分修复有关。

(1) 年龄

多项研究显示患者的年龄与肝衰竭预后相关，患者年龄增大则预后较差，这与肝脏再生能力差，容易发生并发症有关。

（2）胆-酶分离

肝衰竭时，由于剩余的执行转化及代谢功能的肝细胞数量有限，对胆红素的处理能力进行性下降，患者体内胆红素进行性升高。同时肝脏产生转氨酶的能力丧失，ALT达到一定的峰值后却逐渐下降，甚至最后可以降到正常值，形成与胆红素互相分离的现象，称为"胆-酶分离"。"胆-酶分离"提示肝细胞衰竭，预后不良。在临床中，肝衰竭经过综合治疗或人工肝治疗后胆-酶无分离则表明病情恢复或好转。

（3）胆-胆分离

严重肝细胞损伤时，胆固醇在肝内合成减少，故血浆胆固醇水平明显下降。患者因有严重肝细胞坏死而致血清胆碱酯酶活性降低，降低程度与预后密切相关。因此，临床所见的肝衰竭从化验上来看，出现胆红素的上升、胆固醇和胆碱酯酶下降，表现为两个"胆-胆分离"的现象，是肝衰竭发展至晚期的标志和预后不良的表现。同样道理，经过综合治疗黄疸下降，丁酰胆碱酯酶和胆固醇回升则提示病情好转。

（4）血清钠

有研究指出，血清钠可以用来准确评估肝硬化伴肝衰竭患者的预后，且检查客观、容易获得和反复测量。
Selcuk 等研究证实，肝硬化患者的血清钠水平低，其
MELD 评分分值相对较高，与胆固醇、白蛋白及血小板等
指标比较，血清钠水平是影响患者预后的准确的因子。

（5）小分子代谢物

我们团队应用基于超高效液相色谱 / 飞行时间质谱的
代谢组学研究发现，肝衰竭患者进行人工肝治疗前的血浆
中溶血卵磷脂 16：0、软酯酰胺和牛磺鹅脱氧胆酸在预后不
同的患者血中水平有显著不同；根据血浆代谢组可以准确
预测其预后，准确率可以达到 95.9%。

（6）免疫损伤

肝脏损伤的程度影响肝衰竭的预后。通常认为，肝脏
在始动因素的影响下诱发免疫损伤，如果发展为细胞因子
风暴则损伤较重，预后较差。在肝衰竭的发病机制中，细
胞因子可能起着重要作用。细胞因子与肝衰竭的关系主要
体现在两个方面：细胞因子是参与肝衰竭、肝坏死发病过
程的主要分子，又与处于不良环境中的肝细胞再生抑制有
关。另外，也有观点认为在肝衰竭发生过程中细胞因子呈
现"瀑布效应"集中暴发。细胞因子网络在肝衰竭病程中
相互关联，发挥着非常重要的作用。

参与免疫损伤的因子包括 IL-10，IL-17A，IL-31 和

IL-33 等。IL-10 是机体为数不多的具有较为肯定的抑制多种致炎因子分泌作用的抗炎症细胞因子和免疫抑制因子，由 Th2 细胞产生。它能改变抗原呈递细胞功能，刺激单核细胞分化为树突细胞，促进其分化为成熟巨噬细胞；同时可抑制 Th1 细胞因子产生。肝衰竭患者血清 IL-10 显著低于正常对照组，且随着肝功能的恶化，血清 IL-10 水平迅速下降，提示内源性 IL-10 的缺乏增加了肝细胞损害的程度。随着肝病的加重，IL-10 的合成或分泌不断减少，可能与机体细胞免疫功能低下，CD4+ 细胞数目减少和功能减弱有关。

参与免疫损伤的细胞以 T 细胞为主，如 CD4+、CD25+ 的调节 T 细胞与乙肝慢加急性肝衰竭的预后相关。此外，Th-17/Treg 也与乙肝慢加急性肝衰竭预后相关。

（7）肝衰竭分期

肝衰竭的分期与预后直接相关，或者说肝衰竭的分期是按照患者预后的不同来划分的。我国肝衰竭指南按照 PTA、肝性脑病、肝肾综合征、消化道出血、严重感染等将肝衰竭分为早期、中期和晚期。我国"十一五国家科技重大专项重型乙型肝炎（肝衰竭）临床治疗新方案"的研究对 1856 例乙肝肝衰竭患者开展的队列研究显示，早期病死率为 35.8%（208/581），中期病死率为 43.9%（328/747），晚期病死率为 60.4%（319/528），患者总体病死率为 46.1%（855/1856）。

52. 预测肝衰竭适用多因素预后预测模型

目前众多的多因素预后预测模型被用来预测肝衰竭的预后。

（1）肝脏体积/正常肝体积：Yamagishi Y 等研究了肝脏体积对急性肝衰竭的预后预测意义，发现恢复组 13 例肝体积/正常肝体积（CTLV/SLV）的中位数为 1.019，而死亡或移植组 CTLV/SLV 的中位数为 0.757，CTLV/SLV 在 0.8 有区分意义，并提出了仅包含肝体积和总胆红素的预测公式：

$$Z = -2.3813 - [0.15234 \times TBil \ (\text{mg/dl})] + [4.5734 \times CTLV/SLV]$$

（AUC=0.88，P=0.0002）。

（2）King's College Criteria or the King's College Hospital Criteria：J.G. O'Grady 为评估急性肝功能衰竭是否有预后不良的早期指标，在 1989 年制定了 King's College Criteria。急性肝功能衰竭被定义为起病 26 周内出现肝性脑病或凝血功能障碍。King's College Criteria 在这些患者的预后判断中表现优良。随着肝移植成为治疗急性肝功能衰竭的一线选择，King's College Criteria 也被用来进行决定器官分配。

非对乙酰氨基酚引起的急性肝衰竭的标准如下：INR
＞ 6.5 或者符合以下 5 条中的 3 条。

①年龄＜ 11 或＞ 40。

②总胆红素＞ 300mmol/L。

③黄疸早于肝性脑病 7 天以上。

④ INR ＞ 3.5。

⑤药物毒性。

King's College Criteria 预测急性肝衰竭死亡率的阳性
预测值超过 90%，敏感性 69%。

（3）Child 评分（CTP 评分，Child-Turcotte-Pugh score）：
Child 评分被用来评价慢性肝病的预后，特别是肝硬化的预
后。在肝衰竭的预后评价中占有重要地位，具体评分标准
见表 7，相应的评分等级及预后见表 8。

表 7　Child 评分标准

项目	1 point	2 points	3 points
总胆红素，μmol/l（mg/dl）	＜ 34（＜ 2）	34～50（2～3）	＞ 50（＞ 3）
白蛋白，g/dl	＞ 3.5	2.8～3.5	＜ 2.8
凝血酶原时间延长（秒）	＜ 4.0	4.0～6.0	＞ 6.0
腹水	无	轻度	中重度
肝性脑病	无	Ⅰ～Ⅱ度	Ⅲ～Ⅳ度

表 8　Child 评分与预后

评分	等级	1 年生存率	2 年生存率
5～6	A	100%	85%
7～9	B	81%	57%
10～15	C	45%	35%

（4）MELD 评分：Kamath 等在 2001 年提出终末期肝病严重程度的评分系统 MELD 评分（Model for End-Stage Liver Disease，MELD），并被用为美国肝移植器官分配的标准。原始的模型包括胆红素、肌酐、INR 和病因四个因素，后续的研究去除了病因这个变量。MELD 评分计算公式如下：

$$MELD=9.57 \times Ln（肌酐 mg/dl）+3.78 \times Ln（胆红素 mg/dL）+11.20 \times Ln（INR）+6.43$$

计算结果四舍五入取整，当 3 个参数存在 ＜ 1 的情况时设为 1。

MELD 评分的使用有效降低了等待肝移植中的病死率，并降低了等待时间。早期研究显示，MELD 评分预测移植前肝病严重程度的效能优于 Child 评分，但两者都不能预测移植后的死亡风险；但一项系统评价认为两者在评价肝硬化患者肝移植必要性上没有区别，也不能预测移植后的病死率。Updated MELD 基于 2001—2006 年间 38 899 例患者的分析降低了肌酐和 INR 权重，提高了胆红素权重。

MELD 评分仍是目前被广泛认可和使用的肝硬化患者预后评估量化标准。

Updated MELD=$1.266 \times Ln$（1+ 肌酐）+$0.939 \times Ln$（1+ 胆红素）+$1.658 \times Ln$（1+INR）

MELD 在预测急性肝衰竭患者病死率中的价值在不同的研究中结论不同。一项研究显示 MELD 评分可以有效预测对乙酰氨基酚中毒患者是否会进展为急性肝衰竭，但不能预测进展为急性肝衰竭后的病死率。

（5）MELD 评分的改进：MELD 评分推出后，科学家提出了很多改进的 MELD 评分。

① MELD-Na：低钠血症是终末期肝病患者死亡的危险因素，Biginns 和 Kim 等人在 2006 年提出了 MELD-Na 模型。血钠反映了肾功能，在难治性腹水伴严重低钠血症（< 125mmol/L）的患者中，血钠对死亡的预测优于 MELD 评分，血钠在 125 ~ 140mmol/L 范围内，每降低 1mmol/L 死亡率增加 5%。MELD-Na 模型预测效能稍微高于 MELD 评分（c-statistic 0.878 *vs.* 0.865，$p < 0.01$）。Rrefit MELD（肌酐的范围限定为 0.8 ~ 3.0mg/dl，INR 范围限定为 1 ~ 3）及 ReFit MELD-Na 进一步提升了它的预测效能。

$MELD-Na=MELD-Na-[0.025 \times MELD \times$（140–$Na$）]+140

② MESO 评分：Huo 等人在 2007 年提出 MESO 评分，

认为 MESO 评分与 Child 评分和肝静脉压力梯度（hepatic venous pressure gradient，HVPG）有较好的相关度。在 Child 评分 A 级和 B 级的肝硬化患者中其预测三月生存率的效能显著优于 MELD 评分。MESO 评分公式如下：

$$MESO\ index=（MELD\ Score/SNa\ mEq/L）\times 10$$

③ iMELD 评分：2007 年，Luca 等人提出 iMELD（integrated MELD）评分。Kim 等人认为 iMELD 在判断经过急诊手术和全身麻醉的肝硬化患者总体病死率方面效果优于 Child 评分和其他基于 MELD 的评分（MELD-Na、MESO）。另一项研究表明，iMELD 在乙肝慢加急性肝衰竭的预后预测中优于其他评分。

$$iMELD=MELD+0.3\times age-0.7soldium+100$$

（6）CLIF-SOFA 评分：近来 Moreau 等根据欧洲 CANONIC 研究的数据建立了一个基于 SOFA 评分的 CLIF-SOFA 系统。该研究将肝硬化基础上的慢加急性肝衰竭标准定义为：① 2 个以上器官衰竭；②单独肾功能衰竭；③ 1 个器官衰竭合并肾功能不全（肌酐 1.5 ～ 1.9 mg/dl）或者轻、中度肝性脑病。CLIF-SOFA 慢加急性肝衰竭 1 级定义为：①单独肾功能衰竭；②单器官衰竭（肝、凝血、循环、呼吸）合并肾功能不全或者轻、中度肝性脑病；③肝性脑病Ⅲ度以上合并肾功能不全。其 28 天和 90 天病死率分别为 22.1% 和 40.7%。CLIF-SOFA 慢加急性肝衰竭 2 级定义为 2 个器官衰竭，其 28 天和 90 天病死率分别为 32.0% 和 52.3%。CLIF-SOFA 慢加急性肝衰竭 3 级定义为 3 个及以上器官衰竭，其 28 天和 90 天病死率分别为 76.7% 和 79.1%（表 9）。

表 9　CLIF-SOFA 评分

Organ/system	0	1	2	3	4
Liver (bilirubin, mg/dl)	< 1.2	≥ 1.2 to ≤ 2.0	≥ 2.0 to < 6.0	≥ 6.0 to < 12.0	≥ 12.0
Kidney (creatinine, mg/dl)	< 1.2	≥ 1.2 to < 2.0	≥ 2.0 to < 3.5	≥ 3.5 to < 5.0	≥ 5.0
			or use of renal replacement therapy		
Cerebral (HE grade)	No HE	I	II	III	IV
Coagulation (international normalized ratio)	< 1.1	≥ 1.1 to < 1.25	≥ 1.25 to < 1.5	≥ 1.5 to < 2.5	≥ 2.5 or platelet count ≤ 20 × 10^9/L
Circulation (mean arterial pressure, mm Hg)	≥ 70	< 70	Dopamine ≤ 5 or dobutamine or terlipressin	Dopamine > 5 or E ≤ 0.1 or NE ≤ 0.1	Dopamine > 15 or E > 0.1 or NE > 0.1
Lungs					
PaO/FiO$_2$ or	> 400	> 300 to ≤ 400	> 200 to ≤ 300	> 100 to ≤ 200	≤ 100
SpO$_2$/FiO$_2$	> 512	> 357 to ≤ 512	> 214 to ≤ 357	> 89 to ≤ 214	≤ 89

(7)Royal Free Hospital 评分：Theocharidou 等人于 2014 年提出适合 ICU 肝硬化患者预后评价的系统：Royal Free Hospital 评分，其预测预后的效能和 CLIF-SOFA 评分相当。

$$\text{RFH score}=2.692-0.996 \times (variceal\ bleeding) +0.003$$
$$\times (bilirubin) +0.358 \times (INR) +0.136 \times (lactate)$$
$$+0.004 \times (A\text{-}a\ gradient) +0.036 \times (urea)$$

(8) 代谢组学模型：我们团队利用代谢组学方法建立了乙肝肝衰竭的预后预测模型。其中基于气相色谱/质谱技术的代谢组学研究显示，MELD 评分不同的乙肝肝衰竭患者其代谢谱有显著差异 {Yu，2007 #32}。另一项基于液相色谱/质谱平台的研究发现，代谢组学模型具有基于 MELD 评分的乙肝慢加急性肝衰竭预后预测能力 {Hao，2011 #33}，MELD 评分 ROC 曲线下面积 0.737，诊断敏感度为 63%，特异度为 79%，代谢组学模型的 ROC 曲线下面积为 0.959，敏感度为 86.8%，特异度为 93.4%。

$$Y=1.15773+oleamide \times (-0.000611603) +stearamide$$
$$\times 0.000368365+GCDCA \times (-0.000491698) +myristamide$$
$$\times 0.000648956+ palmitamide \times 0.00083914+TCDCA$$
$$\times (-0.000745998)$$

参考文献

1. Ostapowicz G, Fontana RJ, Schiodt FV, et al. Results of a prospective study of acute liver failure at 17 tertiary care centers in the United States. Ann Intern Med, 2002, 137 (12): 947-954.

2. Selcuk H, Uruc I, Temel MA, et al. Factors prognostic of survival in patients awaiting liver transplantation for end-stage liver disease. Dig Dis Sci, 2007, 52 (11): 3217-3223.

3. Hao SR, Xin JJ, Lian JS, et al. Establishing a metabolomic model for the prognosis of hepatitis B virus-induced acute-on-chronic liver failure treated with different liver support systems. Metabolomics, 2011, 7 (3): 400-412.

4. Berry PA, Antoniades CG, Hussain MJ, et al. Admission levels and early changes in serum interleukin-10 are predictive of poor outcome in acute liver failure and decompensated cirrhosis. Liver Int, 2010, 30 (30): 733-740.

5. Furuya S, Kono H, Hara M, et al. Interleukin 17A plays a role in lipopolysaccharide/D-galactosamine-induced fulminant hepatic injury in mice. J Surg Res, 2015, 199 (2): 487-493.

6. Yu X, Guo R, Ming D, et al. The Transforming Growth Factor beta1/Interleukin-31 Pathway Is Upregulated in Patients with Hepatitis B Virus-Related Acute-on-Chronic Liver Failure and Is Associated with Disease Severity and Survival. Clin Vaccine Immunol, 2015, 22 (5): 484-492.

7. Gao S, Huan SL, Han LY, et al. Overexpression of serum sST2 is associated with poor prognosis in acute-on-chronic hepatitis B liver failure.

Clin Res Hepatol Gastroenterol, 2015, 39 (3): 315-323.

8. Shen C, Yan WZ, Zhao CY, et al. Increased CD4+CD25+ regulatory T cells correlate with poor short-term outcomes in hepatitis B virus-related acute-on-chronic liver failure patients. J Microbiol Immunol Infect , 2015, 48 (2): 137-146.

9. Zhai S, Zhang L, Dang S, et al. The ratio of Th-17 to Treg cells is associated with survival of patients with acute-on-chronic hepatitis B liver failure. Viral Immunol, 2011, 24 (4): 303-310.

10. Yamagishi Y, Saito H, Ebinuma H, et al. A new prognostic formula for adult acute liver failure using computer tomography-derived hepatic volumetric analysis. J Gastroenterol , 2009, 44 (6): 615-623.

11. O'Grady JG, Alexander GJ, Hayllar KM, et al. Early indicators of prognosis in fulminant hepatic failure. Gastroenterology, 1989, 97 (2): 439-445.

12. Kamath PS, Wiesner RH, Malinchoc M, et al. A model to predict survival in patients with end-stage liver disease. Hepatology, 2001, 33 (2): 464-470.

13. Kamath PS, Kim WR. The model for end-stage liver disease (MELD) . Hepatology, 2007, 45:797-805.

14. Wiesner R, Edwards E, Freeman R, et al. Model for end-stage liver disease (MELD) and allocation of donor livers. Gastroenterology, 2003, 124 (1): 91-96.

15. Brown RS Jr, Kumar KS, Russo MW, et al. Model for end-stage liver disease and Child-Turcotte-Pugh score as predictors of pretransplantation

disease severity, posttransplantation outcome, and resource utilization in United Network for Organ Sharing status 2A patients. Liver Transpl, 2002, 8 (3): 278-284.

16. Cholongitas E, Marelli L, Shusang V, et al. A systematic review of the performance of the model for end-stage liver disease (MELD) in the setting of liver transplantation. Liver Transpl, 2006, 12 (7): 1049-1061.

17. Sharma P, Schaubel DE, Sima CS, et al. Re-weighting the model for end-stage liver disease score components. Gastroenterology, 2008, 135 (5): 1575-1581.

18. Schmidt LE, Larsen FS. MELD score as a predictor of liver failure and death in patients with acetaminophen-induced liver injury. Hepatology, 2007, 45 (3): 789-796.

19. Biggins SW, Kim WR, Terrault NA, et al. Evidence-based incorporation of serum sodium concentration into MELD. Gastroenterology 2006; 130 (6): 1652-1660.

20. Kim WR, Biggins SW, Kremers WK, et al. Hyponatremia and mortality among patients on the liver-transplant waiting list.N Engl J Med, 2008, 359 (10): 1018-1026.

21. Leise MD, Kim WR, Kremers WK, et al. A revised model for end-stage liver disease optimizes prediction of mortality among patients awaiting liver transplantation.Gastroenterology, 2011, 140 (7): 1952-1960.

22. Huo TI, Wang YW, Yang YY, et al. Model for end-stage liver disease score to serum sodium ratio index as a prognostic predictor and its

correlation with portal pressure in patients with liver cirrhosis. Liver Int, 2007, 27 (4): 498-506.

23. Luca A, Angermayr B, Bertolini G, et al. An integrated MELD model including serum sodium and age improves the prediction of early mortality in patients with cirrhosis. Liver Transpl, 2007, 13 (8): 1174-1180.

24. Kim SH, Han YD, Lee JG, et al. MELD-based indices as predictors of mortality in chronic liver disease patients who undergo emergency surgery with general anesthesia. J Gastrointest Surg 2011, 15(11): 2029-2035.

25. Shen Y, Liu YM, Wang B, et al. External validation and comparison of six prognostic models in a prospective cohort of HBV-ACLF in China. Ann Hepatol, 2016, 15 (2): 236-245.

26. Moreau R, Jalan R, Gines P, et al. Acute-on-chronic liver failure is a distinct syndrome that develops in patients with acute decompensation of cirrhosis. Gastroenterology 2013, 144 (7): 1426-1437, 1437.e1421-1429.

27. Theocharidou E, Pieri G, Mohammad AO, et al. The Royal Free Hospital score: a calibrated prognostic model for patients with cirrhosis admitted to intensive care unit. Comparison with current models and CLIF-SOFA score. Am J Gastroenterol, 2014, 109 (4): 554-562.

出版者后记
Postscript

1 年时间，365 个日夜，300 位权威专家对每本书每个细节的精雕细琢，终于，我们怀着忐忑的心情迎来了《中国医学临床百家》丛书的出版。我们科学技术文献出版社自 1973 年成立即开始出版医学图书，40 余年来，医学图书的内容和出版形式都发生了很大变化，这些无一不与医学的发展和进步相关。

近几年，中国的临床医学有了很大的发展，在国际医学领域也开始崭露头角。以北京天坛医院牵头的 CHANCE 研究成果改写美国脑血管病二级预防指南为标志，中国一批临床专家的科研成果正在走向世界。但是，这些权威临床专家的科研成果多数首先发表在国外期刊上，之后才在国内期刊、会议中展现。如果出版专著，又为多人合著，专家个人的观点和成果精华被稀释。

为改变这种零落的展现方式，作为科技部所属的唯一一家出版机构，我们有责任为中国的临床医生提供一个系统展示临床研究成果的舞台。为此，我们策划出版了这套高端医学专著——《中国医学临床百家》丛书。"百家"既指临床各学科的权威专家，也取百家争鸣之义。

丛书中每一本书阐述一种疾病的最新研究成果及专家观点，按年度持续出版，强调医学知识的权威性和时效性，以期细致、连续、全面展示我国临床医学的发展历程。与其他医学专著相比，本丛书具有出版周期短、持续性强、主题突出、内容精练、阅读体验佳等特点。在图书出版的同时，同步通过万方数据库等互联网平台进入全国的医院，让各级临床医师和医学科研人员通过数据库检索到专家观点，并能迅速在临床实践中得以应用。

在与专家们沟通过程中，他们对丛书出版的高度认可给了我们坚定的信心。北京协和医院邱贵兴院士表示"这个项目是出版界的创新……项目持续开展下去，对促进中国临床学科的发展能起到很大作用"。北京大学第一医院霍勇教授认为"百家丛书很有意义"。复旦大学附属华山医院毛颖教授说"中国医学临床百家给了我们一个深度阐释和抒发观点的平台，我愿意将我的学术观点通过这个平台展示出来"。我们感谢这么多临床专家积极参与本丛书的写作，他们在深夜里的奋笔，感动着我们，鼓舞着我们，这是对本丛书的巨大支持，也是对我们出版工作的肯定，我们由衷地感谢！

在传统媒体与新兴媒体相融合的今天，打造好这套在互联网时代出版与传播的高端医学专著，为临床科研成果的快速转化服务，为中国临床医学的创新及临床医师诊疗水平的提升服务，我们一直在努力！

科学技术文献出版社

2016 年春

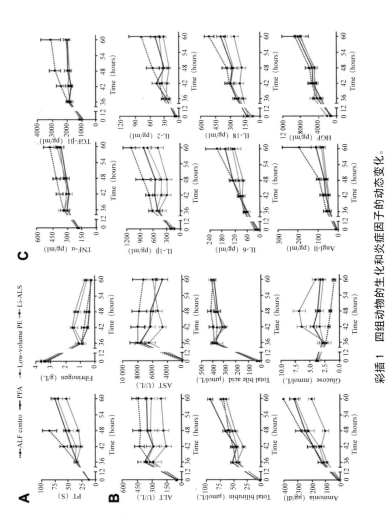

彩插 1 四组动物的生化和炎症因子的动态变化。

A.PT 和纤维蛋白原；B.ALT、AST、总胆红素、总胆汁酸、血氨和血糖；C.TNF-α、TGF-β1、IL-1β、IL-2、IL-6、IL-18、Ang-Ⅱ和HGF。

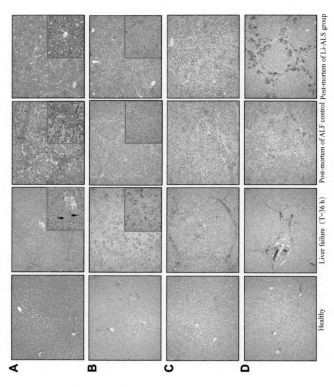

彩插 2　李氏非生物人工肝治疗后肝脏组织的病理变化

A. 肝脏组织的病理变化。B. Caspase-3 免疫组化染色。C. Ki-67 免疫组化染色。D. CK7 免疫组化染色。

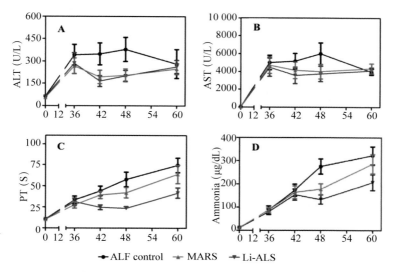

彩插 3　三组动物治疗前后肝酶、凝血、血氨改变

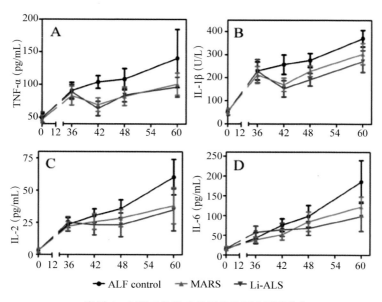

彩插 4　三组动物治疗前后部分细胞因子改变

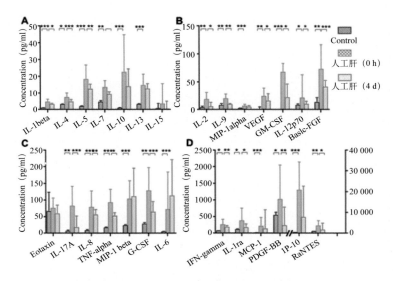

彩插 5 人工肝治疗前和治疗 4 天后的血浆 27 种细胞因子水平变化

注：*$P < 0.05$, ** $P < 0.01$, *** $P < 0.0001$。

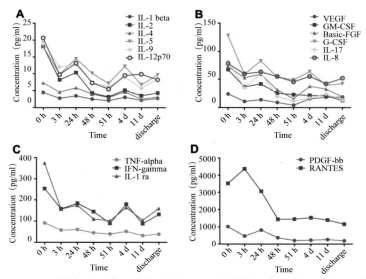

彩插 6 人感染 H7N9 禽流感患者在人工肝治疗期间、治疗后的细胞因子变化曲线